W0174381

Tischer: Heilende Einbildung

Hildegard Tischer

Heilende Einbildung

Medizin zwischen Placebo-Effekt und Wunderheilung

VERLAGSHAUS DER ÄRZTE

© Verlagshaus der Ärzte GmbH, Nibelungengasse 13, A-1010 Wien
www.aerzteverlagshaus.at

1. Auflage 2009

ISBN 978-3-902552-53-2

Umschlag: Andrea Malek, Graz
Satz & Layout: Satz & Design Fellner, Klagenfurt
Umschlagfoto: getty images
Projektbetreuung: Hagen Schaub
Druck & Bindung: freiburger graphische betriebe

Printed in Germany

Inhalt

Glaube kann Berge versetzen

PLACEBO – DAS ÄLTESTE MEDIKAMENT

Der Ausdruck „Placebo" oder „Placebo-Effekt" dürfte den meisten Menschen schon einmal begegnet sein. „Alles nur Placebo", heißt es, wenn Politiker irgendeine Maßnahme zur Lösung eines Problems treffen, von der alle wissen, dass sie das Problem nicht lösen kann, sondern höchstens die Gemüter beruhigt.

So verhält es sich auch mit den Placebos in der Medizin. Sie erwecken den Anschein, als würde der Arzt etwas tun, um die Leiden seines Patienten zu lindern, können das aber gar nicht. Diese Scheinmedikamente sind Tabletten, Pillen oder Tropfen, die statt eines Arzneistoffes eine medizinisch völlig wirkungslose Substanz wie Mehl, Zucker oder aromatisiertes Wasser enthalten. In einem weitergehenden Sinn bezeichnet das Wort „Placebo" jede Art von Behandlung, die nur zum Schein durchgeführt wird, seien es Spritzen mit Salzwasser oder Operationen, bei denen der Chirurg in Wirklichkeit nur die Haut etwas einritzt und zunäht.

Die Wirkung des Placebos beruht stark auf der Vorstellung, die der Mensch damit verbindet, seiner symbolischen Bedeutung. So wie der Baum nicht nur eine beliebige große Pflanze bedeutet, sondern auch wohltuenden Schatten, Verwurzelung oder Schutz vor Regen darstellt, steht eine Kopfschmerztablette für Linderung und eine Spritze für eine professionelle Behandlung. Von beiden wird gemeinhin erwartet, dass sie Besserung bringen. Das Symbol kann dementsprechend alles Mögliche sein, mit welcher Bedeutung wir es verbinden, hängt von der eigenen Erfahrung und Perspektive ab. Ein Mensch, der noch nie eine Spritze gesehen hat, wird kaum auf eine Scheinspritze reagieren. Er wird sich höchstens davor fürchten. Jemand, der Spritzen mit Arzt und Heilung verbindet, reagiert aber darauf. Eine Spritze ist nicht nur ein Werkzeug, das dem Arzt dazu dient, einen Wirkstoff in den Körper zu befördern, sondern wir assoziieren damit auch tiefgehend, schmerzhaft, besonders schnell wirksam. Wenn ein Kind keinen Schmerz mehr in seinem aufgeschürften Knie empfindet, weil die Mutter ein Pflaster draufgeklebt hat, dann ist das ebenso symbolisch. Das Pflaster selbst ist nur ein Stück Kunststoff, es schützt die Wunde vor Verschmutzung, aber es heilt sie nicht. Das Kind verbindet es nur deshalb mit Heilung, weil es das Pflaster mit der Mutter verknüpft, die das Kind erfahrungsgemäß beschützt und der es alle möglichen Wohl- und Wundertaten zutraut.

So hängt es auch mit dem Vertrauen in den Arzt zusammen, wenn ein Placebo wirkt. Es hängt aber auch damit zusammen, dass wir eine Wirkung erwarten, weil das Symbol „Pille" oder „Spritze" bei uns die entsprechende Vorstellung hervorruft.

Ursprünglich stammt die Bezeichnung „Placebo" nicht aus der Medizin, sondern aus der kirchlichen Liturgie. „Placebo Domino", wörtlich: „Ich werde dem Herrn gefallen", hieß eine Passage in Psalm 16, der zur Totenmesse gesungen wurde. Tröstlich, aber nicht wirklich hilfreich. Zumal die Hinterbliebenen es im Mittelalter aufgaben, selbst für das Seelenheil des Verstorbenen zu singen, sondern es bezahlten Trauerprofis überließen. Die Zeremonie verlor ihren echten emotionalen Inhalt und wurde zum Schauspiel. So ähnlich sieht es auch mit dem Placebo aus. „Ich werde gefallen" heißt es auf Deutsch, und nicht „Ich werde heilen". Das Placebo oder Scheinmedikament ist dementsprechend eher als Gefälligkeit des Arztes einzustufen denn als echte Behandlung. Dennoch helfen Milchzuckerpillen und Salzwasserspritzen tatsächlich. Das Wort „Placebo" in seiner heutigen Bedeutung tauchte bereits 1795 in einem englischen Medizinwörterbuch auf, doch obwohl es schon so lange bekannt ist und seit einigen Jahren verstärkt erforscht wird, weiß bis heute niemand mit letzter Sicherheit, wie das Phänomen zustande kommt. Dass es existiert, leugnen aber selbst skeptische Wissenschaftler nicht. Dazu wurde es einfach viel zu häufig beobachtet. Mittels moderner diagnostischer Verfahren konnte auch nachgewiesen werden, dass der Placebo-Effekt kein reines Hirngespinst ist, sondern mess- und sichtbare körperliche Veränderungen nach sich zieht.

Schon der griechische Philosoph Platon rechtfertigte vor ungefähr vier Jahrhunderten vor Christus die heilsame Lüge des Arztes gegenüber seinem Patienten. Er war der Meinung, dass ein Arzt verpflichtet ist, dem Kranken Mut und Hoffnung zuzusprechen, auch wenn er weiß, dass dessen Krankheit sehr ernst ist und er sie im Grunde nicht effektiv behandeln kann. Der Zuspruch des Arztes kann jedoch die Selbstheilungskräfte des Kranken anregen. Insofern erschien Platon eine Lüge legitim. Er bewertete das Wohl des Patienten höher als die moralisch einwandfreie Weste. Seine Meinung stand jedoch auch damals schon im Widerspruch zur Einstellung der übrigen Mediziner, die wenig von der heilsamen Wirkung einer guten Arzt-Patienten-Beziehung hielten, sondern rational nachvollziehbare Behandlungsmethoden anstrebten. Heute würde man von „Behandlungsleitlinien" oder „evidenzbasierter Medizin" sprechen. Hippokrates, der 460 vor Christus, 33 Jahre vor Platon, geboren wurde und als „Vater der modernen Medizin" gilt, war die therapeutische Lüge und damit auch Placebos ein Graus. Der Patient habe strikt die Anordnungen des Arztes zu befolgen. Die Heilkunst wiederum habe auf Basis erfolgreicher Experimente beziehungsweise auf nachgewiesenen Effekten aufzubauen. Die Person des Behandelnden spielte in dieser Vorstellung ebenso wenig eine Rolle wie die des Behandelten. Wenn eine Methode sich in vielen Fällen bewährt hat, dann muss sie auch im jeweils vorliegenden Fall wirksam sein, war der Gedanke dahinter.

Dennoch hielt sich Platons Einstellung parallel zur „Schulmeinung" über die Jahrhunderte hinweg. Paracelsus schrieb noch im 15. Jahrhundert, dass sowohl der Glaube des Kranken an die ärztliche Heilkunst als auch eine zuversichtliche Einstellung des Arztes bei der Genesung eine wesentliche Rolle spielt. Placebos wurden denn auch munter weiterverordnet. Im 16. Jahrhundert beschäftigte sich der französische Philosoph und Schriftsteller Michel de Montaigne mit dem Placebo-Effekt. Er stellte fest: „Es gibt Menschen, bei denen allein der Anblick des Doktors die Operation ausmacht." Montaigne gibt im ersten Band seiner „Essais" auch Berichte über Heilungen durch Scheinbehandlung wieder. So schildert er den Fall eines Kaufmanns aus Toulouse, der unter Blasensteinen litt und deswegen häufig Einläufe benötigte oder zumindest davon überzeugt war, sie zu benötigen. Deshalb ließ er sich je nach Beschwerden vom Arzt die unterschiedlichsten Einläufe oder Klistiere, wie sie damals hießen, verschreiben. Als er wieder einmal nach dem Apotheker wegen eines Klistiers rief, kam dieser, bereitete den Eingriff wie immer vor, drehte den Mann um, nahm die Temperatur und wiederholte alle Handgriffe, die der Patient in solchen Fällen gewohnt war. Der Unterschied zu früheren Behandlungen lag allerdings darin, dass der Apotheker gar kein Klistier einführte. Er tat nur so. Sei es, weil ihm der ständige Wunsch des Kaufmanns nach Einläufen auf die Nerven ging, sei es, weil ihm die dafür nötigen Zutaten ausgegangen waren. Als er am nächsten Tag wiederkam, berichtete ihm der Patient trotzdem, dass er sich deutlich besser fühle, und bezahlte das Scheinmedikament auch ohne Umstände. Montaigne benutzte bereits den Ausdruck „Pseudotraitement", deutsch: Scheinbehandlung.

Der Essayist berichtet außerdem von einer Frau, die glaubte, sie habe mit ihrem Brot eine Nadel verschluckt. Sie litt unter unerträglichen Schmerzen in der

Kehle, die sie darauf zurückführte, dass die Nadel dort feststeckte. Äußerlich ließ sich jedoch weder eine Entzündung noch eine andere Veränderung in ihrem Hals erkennen. Ein pfiffiger Medizinmann, der ihre Geschichte für ein pures Fantasiegebilde hielt, verabreichte ihr kurzerhand ein Brechmittel. Als es wirkte, warf er heimlich eine Nadel in das Erbrochene. Die Patientin sah die Nadel und war natürlich davon überzeugt, dass sie die Übeltäterin tatsächlich aus der Gurgel herausbefördert hatte. Sie war auf der Stelle ihre Schmerzen los.

Da Ärzte, Apotheker und umherziehende Heiler früher ihre Pillen und Tropfen größtenteils selbst herstellten, fiel es nicht weiter auf, wenn sie nur Mehlkügelchen oder mit Bitterstoffen versetztes Wasser verabreichten. Zudem gab es gegen viele Krankheiten noch keine wirksamen Medikamente, so dass die Genesung eher der Zuwendung durch den Heiler geschuldet war sowie der Zuversicht des Kranken, dass die Behandlung ihm hilft. Diabetes beispielsweise war schon den alten Griechen als Krankheit bekannt, allerdings wussten sie weder, wie genau es dazu kommt, noch stand ihnen, selbst wenn sie es gewusst hätten, Insulin zur Behandlung zur Verfügung. Ärzte konnten ihren Patienten nur durch Diätratschläge, Aderlässe und ähnliche Reinigungsrituale helfen. Welche Diät tatsächlich wirkt, wussten sie aber auch noch nicht, die Besserung – sofern sich eine einstellte – war vermutlich allein darauf zurückzuführen, dass der Zuckerkranke sich insgesamt etwas beim Schlemmen zurückhielt.

Noch im 18. Jahrhundert spottete der französische Philosoph Voltaire: „Ärzte geben Medikamente, über die sie wenig wissen, in Menschenleiber, über die sie noch weniger wissen, zur Behandlung von Krankheiten, über die sie überhaupt nichts wissen." Die Aufgabe der Medizin sei es, den Patienten zu belustigen, „während die Natur die Krankheit heilt". Und noch später, nämlich im Jahr 1959, meinte Arthur Shapiro, ein bedeutender amerikanischer Placeboforscher: „Da bis vor kurzem so gut wie alle Medikamente Placebos waren, lässt sich die Geschichte der medizinischen Behandlung weitgehend als die Geschichte des Placebo-Effektes beschreiben."

Einige Jahre zuvor, 1953, hatte der Herausgeber der renommierten britischen Fachzeitschrift „British Medical Journal" geschrieben, dass Allgemeinärzte ihren Patienten in zirka 40 Prozent der Fälle Placebos verordnen. Und dies, obwohl es 1953 durchaus schon wirksame Medikamente gab und die Patienten einigermaßen medizinisch aufgeklärt waren. Eine Befragung im Jahr 2003 unter

700 dänischen Ärzten ergab, dass knapp die Hälfte von ihnen in den Jahren zuvor mindestens zehnmal ein Placebo verschrieben hatte.

PLACEBO ZUM ZWECKE DER FORSCHUNG

Die Tatsache, dass Placebos aus welchen Gründen auch immer wirken, machen sich Mediziner und Pharmakologen in der Forschung zunutze. Bevor ein neues Arzneimittel in die Regale der Apotheke gelangt, müssen sowohl seine Wirksamkeit als auch seine möglichen Risiken und Nebenwirkungen getestet werden. Dies geschieht zunächst im Labor – „in vitro", wie es im Fachjargon heißt, auf Deutsch: im Glas, beispielsweise mittels Zellkulturen. Verspricht der neue Wirkstoff nach diesen Versuchen gute Chancen und gleichzeitig eine hohe Sicherheit, folgen sogenannte In-vivo-Untersuchungen, übersetzt: am lebenden Organismus, also an Tieren oder auch an gesunden Menschen. Nimmt das Mittel auch diese Hürde, wird es an Personen getestet, die tatsächlich unter der Krankheit leiden, die es bekämpfen soll. Als Vergleichsmaßstab für die Wirksamkeit und Verträglichkeit dient gewöhnlich ein älteres Präparat, das sich in der Praxis bereits bei der Behandlung der entsprechenden Krankheit bewährt hat. Die Wissenschaftler teilen die Testpersonen oder Probanden in zwei Gruppen: Eine erhält den neuen Wirkstoff, die andere den alten. Häufig kommt zum Vergleich auch eine dritte Gruppe dazu, die gar nicht behandelt wird. Damit der Patient aber nicht merkt, dass er gar nichts bekommt, verabreicht man ihm ein Placebo. Gibt es kein älteres Medikament der entsprechenden Wirkstoffklasse, werden nur Wirkstoff und Placebo verglichen. Die Probanden werden vor Beginn der Studie darüber informiert, dass sie möglicherweise nur ein Scheinmedikament erhalten, und können ihr Einverständnis dazu verweigern. Wissen die Patienten nicht, welchem Studienarm sie zugeteilt werden, spricht man von „Blindstudie". Weiß weder der Patient noch der Arzt, welche Gruppe welches Mittel erhält, nennt man die Studie „doppelblind".
Eigentlich dient also das Scheinmedikament dazu, die Nicht-Behandlung zu simulieren. Genau das tut es aber nicht. Obwohl die Probanden wissen, dass sie möglicherweise die Mogelpille schlucken, spüren viele von ihnen die Wirkung des echten Präparates – was diesem natürlich die Show stiehlt. Zeigt sich beispielsweise bei 70 Prozent der behandelten Patienten eine Besserung, wäre das ein großer Erfolg für die Forscher. Fühlen sich jedoch auch 40

Prozent der scheinbehandelten Probanden gesünder, schmälert dies den Ruhm doch um einiges; vor allem, wenn man bedenkt, dass ein Teil der Wirkung des Verums, also des echten Wirkstoffs, ebenfalls auf dem Placebo-Effekt beruhen kann. Schließlich erwartet und erhofft sich der Patient eine Linderung seines Leidens und arbeitet kräftig mit.

Der Anthropologe David Moerman, der sich an und für sich mit traditionellen Heilmitteln der nordamerikanischen Indianer beschäftigt, interessierte sich für den Placebo-Effekt. Er verglich eine Reihe von Studien zur Wirksamkeit von Cimetidin, ein Mittel, das zur Behandlung von Magengeschwüren eingesetzt wird. Im Gegensatz zu den Medizinern und Pharmakologen kümmerte er sich jedoch nicht um die Heilungsrate von Cimetidin, sondern um die des Scheinmedikamentes. Er stellte fest, dass der Unterschied zwischen den mit Placebo behandelten Patienten und den mit Cimetidin behandelten in den einzelnen Studien sehr schwankte. Zwar zeigte Cimetidin in allen Studien bei zirka drei Viertel der Patienten eine Wirkung, verglich man aber die Heilungsrate in den Placebo-Gruppen, so schwankten diese zwischen 10 und 90 Prozent. Das heißt, in einigen Studien kurierte das Scheinmedikament 10 Prozent der Patienten von ihrem Magengeschwür, in anderen schaffte es 90 Prozent, in wieder anderen lag die Rate irgendwo zwischen diesen beiden Extremwerten. Sicher lassen sich medizinische Gründe für diese Schwankungen finden, wie beispielsweise zusätzlich eingenommene Arzneimittel, unterschiedliche Konstitution der Patienten, Konsum von oder Verzicht auf alles, was den Magen reizt, Ruhe oder Stress und dergleichen. Daraus könnte man schließen, dass der Placebo-Effekt in diesen Studien rein zufällig entstand. Genauso gut kann man aber auch daraus schließen, dass Cimetidin überflüssig ist, wenn der Patient abgesehen von seinem Magengeschwür bei guter Gesundheit ist, Kaffee, scharfe Gewürze, Zigaretten und Stress meidet.

Als Anthropologe stellte sich Moerman aber keine medizinischen Fragen, sondern er wollte wissen, ob es kulturelle Unterschiede beim Ansprechen auf Placebo gibt. In der Tat zeigte sich bei seinen Vergleichen in dänischen Studien im Durchschnitt ein niedriger Placebo-Effekt, in deutschen dagegen ein deutlicher. Daraus lässt sich jedoch nicht ableiten, dass Dänen generell weniger auf Scheinmedikamente reagieren. Vielmehr schwankt der Stellenwert einer Krankheit und die Art, mit ihr umzugehen, von Nation zu Nation. Die Franzosen beispielsweise neigen aus unerfindlichen Gründen zur „Crise de foie", eigentlich eine Leberkolik, die sie sehr ernst nehmen. Zu den meisten dieser „Koliken" würden die Österreicher vermutlich einfach „Bauchweh" sagen und sich eine Wärmflasche machen. Dafür reagieren sie anscheinend bei einem Magengeschwür empfindlicher als die Dänen, bei Kopfschmerzen aber möglicherweise genauso. Was die Blutdrucksenkung betrifft, sind die Deutschen weltweit am resistentesten gegenüber Placebo, hier sprechen dagegen die Dänen besser an. Vermeintliche Magenmittel wirken bei Brasilianern, nicht aber bei Deutschen. Ebenso finden sich nationale Unterschiede, was die Farbsymbolik betrifft. So hält man es im deutschsprachigen Raum für selbstverständlich, dass eine Beruhigungspille blau ist, und beruhigt sich dementsprechend nach Einnahme einer blauen Mehlkugel recht gut, während sich die Italiener eher nach roten Kapseln entspannen. Hierzulande wiederum hilft Rot hervorragend bei Rheuma, Arthritis und Schmerzen. Gelb steht in unseren Breiten für Sonne, Heiterkeit und gute Laune, weshalb Schein-Antidepressiva besser wirken, wenn sie gelb gefärbt sind. Grüne Pillen leisten gute Dienste bei Angststörungen.

Auch auf individueller Ebene gibt es keine Regel, wer auf Placebo reagiert. Im Durchschnitt tritt bei zirka einem Drittel aller Patienten ein Placebo-Effekt auf, im Fachausdruck heißen diese Patienten „Placebo-Responder", wörtlich übersetzt „Placebo-Antworter". Dabei handelt es sich jedoch nicht immer um das gleiche Drittel. Bei einem Patienten, der in einem Fall auf Placebo anspricht, kann in einer anderen Situation der Effekt ausbleiben und umgekehrt. Eine typische „Placebo-Persönlichkeit" gibt es nicht, zumindest hat man noch keine Merkmale identifiziert, die allen Placebo-Respondern gemeinsam sind. Eine aktuelle britische Studie deutet darauf hin, dass auch die genetische Veranlagung eines Menschen eine Rolle spielt. Das Experiment schloss zwar nur 25 Personen ein, könnte aber eine Piste eröffnen für weitere Untersuchungen. In diesem Fall ging es um Angststörungen. Alle 25 Teilnehmer erhielten eine Placebo-Behandlung, bei zehn von ihnen schlug diese deutlich besser an als bei den anderen. Eine Analyse zeigte, dass diese Menschen eine bestimmte Genvariante trugen, die bei den anderen fehlte.

Andere Wissenschaftler haben untersucht, ob Frauen stärker auf Placebo reagieren als Männer, Menschen mit niedrigem IQ stärker als Intelligenzbestien, Gutgläubige anders als Skeptiker, sie fanden jedoch keine übereinstimmenden Merkmale bei den Placebo-Respondern. Es gibt höchstens in Einzelfällen Zusammenhänge zwischen einem bestimmten Persönlichkeitsmerkmal und der Placebo-Empfänglichkeit. Bei Menschen, die sich wegen Bauchschmerzen behandeln ließen, zeigte sich beispielsweise, dass die Übergewichtigen unter ihnen eher auf Scheinpräparate ansprachen als Normalgewichtige. Überdies scheinen Nichtraucher stärker zu reagieren als Raucher. Eine ganz aktuelle kanadische Studie fand einen Zusammenhang zwischen Risikofreude und Ansprechen auf Placebos. In diesem Versuch machten die Forscher den Teilnehmern weis, sie würden an ihnen eine schmerzstillende Creme testen. Sie spritzten den Probanden eine Salzlösung in die Beine, um leichte Schmerzen hervorzurufen. Dann gaben sie vor, ein Bein mit der Salbe einzucremen, das andere zum Vergleich mit Placebo. Tatsächlich applizierten sie aber auf beiden Beinen eine einfache Hautcreme. Die Freiwilligen, die am besten auf Placebo reagiert hatten, erwiesen sich in einem Persönlichkeitstest als besonders risikofreudig. Die Forscher erklären sich das mit einer stärkeren Reaktion des Belohnungssystems bei diesen Menschen. Ihr Gehirn schütte offenbar schon den Botenstoff Dopamin aus, wenn sie nur an Schmerzlinderung denken. Dopamin bewirkt das Glücksgefühl nach einer erbrachten Leistung. Menschen, die diesen „Kick" sehr ausgeprägt empfinden, lassen sich auch vermehrt auf Wagnisse ein, um sich zu beweisen.

Die einzige geschlechtsspezifische Übereinstimmung, die bisher gefunden wurde, ist nicht die Häufigkeit der Reaktion auf Placebos, sondern die Ursache: Frauen sprechen eher aufgrund von Konditionierung, das heißt, aufgrund von Erfahrungen, die sie in der Vergangenheit gemacht haben, auf Scheinmedikamente an, Männer hingegen eher aufgrund von Suggestion.

Einige Mediziner und Psychologen glauben, dass es generell eher von der Situation des Einzelnen abhängt, ob er auf Placebo anspricht oder nicht. Bei hohem Leidensdruck und wenig Aussicht auf Heilung neigen die Menschen dazu, sich an jeden Strohhalm zu klammern. Macht ihnen der Arzt Hoffnung auf ein neues, wenn auch noch unerprobtes Medikament, ist ihre Bereitschaft höher, es anzunehmen und wirken „zu lassen".

Hätten die Mediziner bei ihren Forschungen einen Placebo-Typ gefunden, wäre das bedeutsam gewesen für klinische Studien, denn man könnte diese Patienten von vornherein von den Tests ausschließen. Die meisten Medikamenten-Studien werden von Pharmafirmen durchgeführt, die ein wirtschaftliches Interesse daran haben, ihren neuen Wirkstoff möglichst gut darzustellen. Fehlen die Placebo-Responder, fällt der Unterschied zwischen Behandlung und Nicht-Behandlung viel deutlicher aus.

Placebo bedeutet nicht unbedingt Scheinmedikament, es kann auch ein Medikament bezeichnen, das für die Behandlung einer bestimmten Erkrankung völlig ungeeignet ist, aber trotzdem wirkt. Man spricht in diesen Fällen von Pseudo-Placebo. Viele Patienten verlangen von ihrem Arzt beispielsweise ein Antibiotikum, wenn sie erkältet sind. Antibiotika töten Bakterien ab, können gegen Viren dagegen absolut nichts ausrichten. Einer Erkältung liegt aber eine Infektion mit Viren zugrunde. Sie dürfte demzufolge mit einem Antibiotikum genauso langsam oder genauso schnell verschwinden wie ohne. Patienten, die darauf schwören, geht es aber trotzdem besser, wenn sie ein Antibiotikum schlucken. Deswegen geben manche Ärzte der Bitte ihres Patienten nach, obwohl sie wissen, dass dieser ebenso gut Lakritzpastillen lutschen könnte.

Außerdem gibt es sogenannte aktive Placebos, die zwar keinen Wirkstoff enthalten, aber Substanzen, die typische Nebenwirkungen des echten Präparates hervorrufen. Aktive Placebos dienen ausschließlich Forschungszwecken. Ein Patient, der an einer Medikamentenstudie teilnimmt, weiß ganz genau, welche Nebenwirkungen dieses üblicherweise auslösen kann. Der Arzt muss ihn schließlich vorher darüber aufklären, worauf er sich einlässt, und er muss ihm auch sagen, dass er möglicherweise nur Placebo erhält. Bleiben die unerwünschten Begleiteffekte aus, zieht der Proband natürlich seine Schlüsse, und der gewünschte Effekte bleibt ebenfalls aus. Um das Studienergebnis nicht zu verfälschen, geben die Mediziner den Patienten Pillen mit „glaubwürdigen" Nebenwirkungen.

Auf diese Weise wurde zum Beispiel ein Mittel gegen Depressionen, ein sogenanntes Antidepressivum, getestet. Die Testpersonen erhielten aktive Placebos, welche die erwarteten Nebenwirkungen wie Mundtrockenheit, feuchte Hände und schlechten Schlaf hervorriefen. Tatsächlich fühlten sich die Patienten besser, wenn sie die Begleiteffekte verspürten und dadurch glaubten, sie würden das echte Medikament erhalten. Stellten sich keinerlei Beschwerden ein, weil reines Placebo im Spiel war, milderten sich auch die Depressionssymptome weniger.

DOCH NUR AUGENWISCHEREI?

Allerdings gibt es auch Studien, die zeigen, dass zwischen scheinbehandelten und gar nicht behandelten Patienten kaum ein Unterschied besteht. Also doch alles nur Einbildung? Dagegen spricht, dass sich körperliche Veränderungen nach einer Placebobehandlung nachweisen lassen, etwa durch bildgebende Verfahren, die die Aktivität bestimmter Hirnareale sichtbar machen. So konnte etwa in einer Studie durch eine PET-Aufnahme gezeigt werden, dass Placebo die Aktivitätsmuster der für Schmerz zuständigen Gehirnareale genauso verändert wie ein Opiat, ein starkes Schmerzmittel. PET ist die Abkürzung für Positronen-Emissions-Tomographie, es handelt sich dabei um ein Verfahren, mit dessen Hilfe sich der Stoffwechsel in einem bestimmten Gewebeteil sichtbar machen lässt. Auf diese Weise können Hirnforscher beispielsweise sehen, welcher Bereich des Gehirns bei einem bestimmten Vorgang besonders beansprucht wird. Es dient Ärzten aber auch dazu, bei Krebs besonders aktive, das heißt in diesem Fall besonders schnell wachsende Zellherde zu sehen.

Andere Forscher haben das Experiment schon umgekehrt gemacht. Um nachzuweisen, ob Placebo nur auf Einbildung beruht oder tatsächlich Veränderungen im Gehirn bewirkt, gaben sie ihren Testpersonen zunächst ein als Schmerzmittel verpacktes Placebo. Wirkte es tatsächlich wie gewünscht, gaben sie den Patienten ein weiteres, echtes Mittel namens Naloxon. Naloxon unterdrückt die Ausschüttung der körpereigenen Endorphine, das sind Hormone, die stimmungsaufhellend und schmerzhemmend wirken. Ergebnis: Das Placebo wirkte nicht mehr. Also hatte es, obgleich es keine chemische Substanz enthielt, die Chemie im Körper verändert. Es musste die Ausschüttung von Endorphinen angeregt haben, denn anderenfalls hätte auch das Gegenmittel keine Wirkung erzielt. (Siehe auch das Interview mit Christian Schubert von der Universitätsklinik Innsbruck am Ende dieses Kapitels.)

Dass Placebos eine messbare Veränderung im Gehirn bewirken, bestätigte auch ein Versuch am Placebo-Forschungszentrum der Universität Los Angeles. Die Teilnehmer bei dieser Untersuchung litten unter Depressionen. Diese lassen sich recht gut mit Placebos behandeln. Ein Teil der Patienten erhielt Antidepressiva, der andere Teil ein Scheinmedikament. Bei den Antidepressiva handelte es sich um Mittel, die den Serotoninspiegel im Gehirn erhöhen. Serotonin ist ein Botenstoff, der die Stimmung aufhellt und deshalb auch „Glückshormon" genannt wird. Nachdem die Probanden ihre Arznei acht Wochen lang eingenommen hatten, gaben 52 Prozent von ihnen an, dass es ihnen besser gehe. Von denjenigen, die nur ein Placebo erhalten hatten, spürten 38 Prozent eine Linderung. Bei jedem von ihnen, gleichgültig, ob sie das echte oder das Scheinmedikament erhalten hatten, konnten die Forscher mit Hilfe eines Elektroenzephalogramms, kurz EEG, Veränderungen im Gehirn feststellen. Verblüffend war dabei allerdings, dass die Placebos umgekehrt wirkten wie die Antidepressiva. Erstere steigerten die Aktivität im präfrontalen Cortex, das ist der Bereich des Gehirns, von dem man annimmt, dass er die Stimmung reguliert. Letztere dämpften dessen Aktivität ganz deutlich. Warum sich trotz unterschiedlicher Reaktion beide Patientengruppe besser fühlten, weiß man nicht.

DAS ERWARTETE TRITT EIN

Eine der Erklärungen für die Wirkung der Scheinbehandlung besteht in der Erwartungshaltung des Patienten. Dafür gibt es ein sehr berühmtes Beispiel: Der amerikanische Narkosearzt Henry Beecher behandelte während des Zweiten Weltkriegs in einem Lazarett verwundete Soldaten, denen er gegen ihre starken Schmerzen Morphin gab. Nun funktionierte aber der Nachschub nicht richtig, und das Schmerzmittel ging ihm irgendwann aus. In seiner Not spritzte Beecher den Soldaten eine Kochsalzlösung: mit Erfolg. Ein Teil der Verwundeten empfand anschließend tatsächlich eine Besserung. Offenbar reichte die Erwartung, dass die Spritze Linderung bringen würde, aus, um die Schmerzen zu dämpfen.

Ein weiteres bekanntes Beispiel dafür, wie Erwartung einen Placebo-Effekt auslöst, stammt aus dem Jahr 1952. Ein Mann mit Lymphdrüsenkrebs, in der entsprechenden Veröffentlichung „Mister Right" genannt, litt bereits an Metastasen im ganzen Körper, das heißt, der Krebs war schon so weit fortgeschritten, dass sich Tochtergeschwulste gebildet hatten. Nun erforschte eine Gruppe von Medizinern gerade einen neuen Wirkstoff namens Krebiozen, von dem sie sich einen großen Fortschritt in der Krebsbehandlung versprach. Das Mittel befand sich noch in der Studienphase. Mister Right hatte davon gehört, er schöpfte Hoffnung und wollte an der Studie teilnehmen. Die Ärzte versprachen sich zwar nichts von dem Versuch, ließen ihn aber angesichts seines Zustands als Testperson zu, schließlich gab es kaum ein Risiko, ihm zu schaden. Mister Right hatte Glück, das Krebiozen wirkte wahre Wunder. Er fühlte sich nicht nur subjektiv besser, er gewann auch wieder Kraft, und die Metastasen schrumpften nachweisbar – so lange, bis er in der Zeitung las, dass das Mittel bisher wenig überzeugende Ergebnisse erbracht hatte. Er verlor das Vertrauen an Krebiozen, und prompt begannen auch seine Tumoren wieder zu wachsen.

Mister Rights Ärzte beschlossen daraufhin, ihn zu belügen. Was bei ihm geschehen war, konnten sie sich nur mit einem Placebo-Effekt erklären. Also sagten sie ihm, dass die erste Lieferung des neuen Wirkstoffs in der Tat fehlerhaft gewesen sei, das Krankenhaus aber eine neue Charge mit der richtigen, höheren Dosierung bekäme. Sie redeten ihm täglich Mut zu und platzten irgendwann mit der Botschaft ins Krankenzimmer, die neue Lieferung sei eingetroffen. Mister Right erhielt seine gewohnten Spritzen, in denen sich allerdings nur sterilisiertes Wasser befand. Wie erwartet, ging der Krebs erneut zurück. Leider erfuhr der Kranke nach einer Weile, wieder aus der Presse, dass Krebiozen in medizinischen Kreisen endgültig als wirkungslos galt. Er gab sich auf.

Ein Bericht aus den 20er Jahren des vergangenen Jahrhunderts kursiert über die Heilung eines krebskranken Mannes im Berliner Krankenhaus Charité. Dieser Mann hatte allerdings mehr Glück als Mister Right, denn ihm blieb die positive Erwartung erhalten: Wie üblich zog der Chefarzt mit seinem Tross von Krankenschwestern, Ärzten, Assistenten und Studenten durch die Krankensäle. Besagten Patienten, dessen Krebs bereits bis ins Endstadium fortgeschritten war, sah er sich überhaupt nicht mehr an, da er ohnehin nichts mehr für den Mann tun konnte. Er zeigte nur auf ihn, meldete seinem Gefolge: „Moribund", und setzte seine Visite ungerührt fort. Moribund bedeutet „sterbend". Der Patient, des Medizinerlateins nicht mächtig, deutete das Wort in eines um, mit dem er mehr anfangen konnte – und möglicherweise wollte –, nämlich „gesund". Das Desinteresse des Chefarztes an seiner Person bestätigte ihm seine Fehldeutung: Sein Zustand musste sich so sehr gebessert haben, dass er keiner Behandlung mehr bedurfte. Der Mann konnte nach einigen Tage nach Hause gehen und hatte seinen Krebs besiegt.

Der Arzt hofft mit

Ob ein Placebo-Effekt auftritt oder nicht, hängt auch von der Erwartung des Arztes ab. In einer amerikanischen Studie mit Angstpatienten teilten die Wissenschafter die Testpersonen auf drei unterschiedliche Kliniken auf. Die Probanden wurden dementsprechend auch von drei völlig verschiedenen Ärzte- und Pflegeteams behandelt. Es ging bei dem Experiment darum, die Wirksamkeit eines neuen Beruhigungsmittels zu prüfen. Ein Teil der behandelnden Psychiater stand dem neuen Medikament skeptisch gegenüber, ein Teil war sehr zuversichtlich, dass es den Kranken Linderung verschaffen wird. Außerdem unterschieden sich die verabreichten Pillen. In jedem der drei Spitäler erhielt die Hälfte der Patienten das Medikament, die anderen wirkungslose Kapseln. Es kam heraus, dass die zuversichtlichen Ärzte bessere Erfolge mit der echten Arznei erzielten konnten, während es den Patienten der skeptischen Mediziner

nach der Einnahme von Placebos besser ging. Die Erwartung des Arztes erfüll-
te sich so bei seinen Patienten, und zwar ohne, dass er sie explizit ausgespro-
chen hatte. Um Gedankenübertragung handelt es sich dabei vermutlich nicht.
Wahrscheinlicher ist, dass die skeptischen Ärzte über ihre Körpersprache oder
zwischen den Zeilen ihre Einstellung kommunizierten. Sätze wie „Angeblich
soll das helfen" und „Probieren können Sie es ja mal", oder ein abschätziger
Blick auf die Packung, während der Arzt das Medikament aushändigt,
reichen anscheinend, um das Vertrauen des Patienten in dessen Wirkung zu
erschüttern.

Dass es manchmal auch ohne viele Worte geht, bestätigte eine neuere Studie
aus dem Jahr 2007. Hier ging es um Patienten mit Reizdarmbeschwerden, die
von den Medizinern folgendermaßen behandelt wurden: Die erste Gruppe
bekam überhaupt keinen Termin, sondern wurde auf die Warteliste vertröstet
und nicht behandelt. Die Patienten der zweiten Gruppe kamen sofort an die
Reihe, wurden dann jedoch im Eilverfahren abgefertigt. Der Arzt zückte sofort
die Spritze, stach zu und verschwand wieder. Die Spritze enthielt keinen
Wirkstoff. Die dritte Gruppe erhielt ebenfalls Placebospritzen, wurde aber sehr
zuvorkommend behandelt, die Ärzte sprachen freundlich mit ihnen und nahmen
sich Zeit für sie. Es verwundert nicht, dass die Patienten der dritten Gruppe die
größte Linderung verspürten und diejenigen auf der Warteliste die geringste.
Was jedoch erstaunt, ist die Tatsache, dass in diesem Versuch einige der kurz
angebundenen Technokraten unter den Medizinern bessere Ergebnisse erzielten als die „Onkel-Doktor"-Typen. Trotz ihrer Einsilbigkeit mussten sie eine große
Zuversicht in ihre Behandlung ausgestrahlt haben. Die Wissenschaftler versuchten anschließend, anhand von Videoaufnahmen des Versuchs herauszufinden, worin genau die Unterschiede in der nonverbalen Kommunikation bestan-
den. Dies gelang ihnen jedoch nicht.

Ein weiterer sehr bekannter Fall, in dem es zu einer Übertragung zwischen Arzt
und Patient kam, ereignete sich in den 1980er Jahren. Der Neurologe und
Schmerzforscher Richard Graceley aus Michigan, USA, führte einen Test mit
Personen durch, denen die Weisheitszähne gezogen worden waren. Er unter-
teilte sie in zwei Gruppen, die, je nach Zufall, entweder ein starkes Schmerzmittel namens Fentatyl oder ein Scheinmedikament erhalten konnten. Dies wussten zunächst auch alle behandelnden Ärzte. Nun trennte er zusätzlich die Ärzte
in zwei Gruppen und band den einen den Bären auf, dass er aufgrund eines
technischen Problems gar kein Fentatyl zur Verfügung stellen könne. Das heißt,

die Hälfte der Ärzte glaubte, sie würden ohnehin nur Placebo spritzen. Die andere Hälfte ging davon aus, dass sie entweder Placebo oder das Schmerzmittel in der Hand hielten. Von den Patienten erfuhr keiner etwas von dem Lieferproblem. Am Ende stellte sich in der Placebogruppe ein bemerkenswerter Effekt ein: Wurden die Probanden von einem Arzt behandelt, der an die Möglichkeit glaubte, dass in seiner Spritze das echte Medikament steckt, ließ der Schmerz deutlich besser nach als bei denjenigen Probanden, deren Arzt dachte, Fentatyl sei nicht zu bekommen. Die Zuversicht des Behandlers, helfen zu können, war auf die Behandelten übergesprungen.

Eine umgekehrte Art von übertragenem Placebo-Effekt trat bei Cimetidin auf, das lange Zeit der einzige Wirkstoff gegen Magengeschwüre war. Jahrelang hatte das Mittel gute Dienste geleistet und 70 bis 90 Prozent aller Patienten von ihrem Leiden befreit. 1981 wurde eine Wirksamkeitsstudie veröffentlicht, bei der die Arznei plötzlich nur noch eine Heilungsrate von 37 Prozent aufwies. Da sich die Magengeschwüre der Menschen kaum verändert haben konnten, musste es einen anderen Grund für das Nachlassen der Wirksamkeit geben. Tatsächlich bekam Cimetidin zu diesem Zeitpunkt Konkurrenz. Ein neues Mittel, Ranitidin, war auf dem Markt erhältlich. Es sollte verträglicher sein als Cimetidin, und seine Wirkung sollte länger anhalten. Das wussten aber nur die Ärzte, nicht die Patienten der Studie. Diese bewerteten einfach, wie sehr Cimetidin ihnen geholfen hatte. Die Einstellung der Mediziner, die Ranitidin mehr zutrauten als Cimetidin, hatte sich auch in diesem Fall auf die Patienten übertragen.

DER PAWLOW'SCHE HUND

Neben der Erwartung spielt beim Placebo-Effekt auch die Konditionierung eine Rolle. Die Konditionierung setzt die Erfahrung voraus, dass irgendetwas irgendwann einmal funktioniert hat. Das unterscheidet sie von der Erwartung, die auch auf Suggestion oder Hörensagen beruhen kann und nicht unbedingt eine eigene Erfahrung voraussetzt. Das Kind fällt hin, und das aufgeschürfte Knie tut weh. Die Mutter reibt eine Salbe auf die Haut, und der Schmerz lässt nach. Zweifellos klingt der Schmerz auch ganz von selbst ab, aber das Kind stellt die Wirkung „nachlassender Schmerz" mit der Ursache „Salbe" und „Mama" in Verbindung. Bei Erwachsenen ist es nicht anders. Hat der Kopfschmerz nach Einnahme des Schmerzmittels immer nachgelassen, lässt er auch nach, wenn in der Tablette nur Mehl steckt. Es reicht, wenn Packung und Pille genauso aussehen wie die bekannten. Hier muss der Arzt das Medikament nicht anpreisen und die Erwartung schüren, dass es Abhilfe schaffen wird, sondern der Patient geht einfach aus seiner Erfahrung heraus davon aus, dass die Tablette wirkt.

Wie stark der Einfluss der Konditionierung ist, zeigte 1970 eine amerikanische Studie mit Asthmapatienten, in der es darum ging, den Placebo-Effekt genauer zu erforschen. Die Testpersonen bekamen normalerweise ein Medikament, das die Bronchien erweitert, so dass der Sauerstoff besser durchströmen kann. Sie hatten also bereits die Erfahrung gemacht, dass der Wirkstoff ihnen hilft. Nun gaben die Mediziner einem Teil der Patienten ein Mittel, das genau das Gegenteil bewirkt: Es verengt die Bronchien. Das wussten die entsprechenden Versuchspersonen aber nicht. Sie nahmen die Tabletten im Glauben, es handele sich um ihr gewohntes Präparat. Tatsächlich besserten sich die Atembeschwerden, obwohl sie sich doch eigentlich hätten verschlimmern müssen. Die Erfahrung, dass ihnen das Mittel in der Vergangenheit geholfen hat, gemeinsam mit der Erwartung, dass es ihnen auch dieses Mal helfen würde, verkehrte also die Wirkung des Mittels ins Gegenteil. Wohlgemerkt: Der Placebo-Effekt löste eine echte körperliche Veränderung aus, die Patienten bildeten sich nicht ein, es gehe ihnen besser, die Bronchien hatten sich tatsächlich messbar erweitert. Konditionierung und Erwartung hatten über die Chemie gesiegt.

Die Konditionierung funktioniert sogar bei Tieren. Der allseits bekannte Pawlow'sche Hund liefert auch hierzu ein Beispiel. Iwan Pawlow gab einem seiner Hunde eine Zeit lang Morphiumspritzen. Von diesen wurde dem Tier schlecht, und es musste sich übergeben. Nachdem der Hund sozusagen gelernt hatte, dass ihm die Spritzen Übelkeit verursachen, tauschte Pawlow das Morphin gegen Salzlösung aus. Der Hund musste trotzdem erbrechen. Allerdings muss man hier eher von einem Nocebo- als einem Placebo-Effekt sprechen, denn der Hund zeigte die Nebenwirkungen von Morphium, nicht die Wirkung. Seine Spritzen enthielten zu diesem Zeitpunkt gar keine Substanzen, die Übelkeit verursachen.

Die Konditionierung scheint umso besser zu funktionieren, je länger der Zeitraum ist, über den sie sich aufgebaut hat, und je häufiger der konditionierende Impuls eingetreten ist. Wenn ein Kranker beispielsweise drei Wochen lang ein Medikament eingenommen hat, sitzt die Konditionierung weniger fest, als wenn er es ein halbes Jahr lang schluckt. Muss er nur einmal am Tag an seine

Tablette denken, tritt eine schwächere Konditionierung ein als bei fünfmal täglicher Einnahme.

Außerdem scheint es darauf anzukommen, wie sehr die Tablette oder Spritze gewirkt hatte. Verschwinden bei einem Menschen beispielsweise Kopfschmerzen komplett, wenn er eine Tablette einnimmt, kann es auch mit Placebo zu einer deutlichen Schmerzlinderung kommen. Bleibt jedoch immer ein wenn auch erträglicherer Grundschmerz übrig, wirkt auch ein Scheinmedikament nicht so gut. Die Konditionierung führt dazu, dass der Patient erst gar keine vollständige Schmerzfreiheit erwartet.

Das Gleiche ist der Fall, wenn ein Patient zuerst eine Weile Placebo einnimmt und anschließend das echte Präparat. Dieses wirkt dann nicht so stark, wie es normalerweise zu erwarten wäre, da sich der Kranke aufgrund der Konditionierung lediglich auf den Wirkungsgrad des Placebos eingestellt hat. Erhält er dagegen eine Zeit lang ein echtes, gut wirksames Mittel, kann er auch eine deutliche Linderung verspüren, wenn ihm der Arzt nur Mehlkugeln gibt.

Der Nocebo-Effekt

Genauso wie ein Scheinmedikament die gewünschte Wirkung erzielen kann, ruft es unter Umständen auch die unerwünschten Nebenwirkungen hervor. Der texanische Arzt Howard Brody beschrieb den Fall einer Patientin, die unter einer relativ harmlosen Erkrankung der Herzklappen litt. Die Frau musste wegen einiger Untersuchungen ins Krankenhaus, jedoch nicht wegen ihrer Herzklappen. Ähnlich wie im Fall des Berliner Krebspatienten zog der Oberarzt mit seinem Gefolge an Assistenzärzten und Studenten durch die Krankenzimmer und machte seine Visite. Am Bett dieser Frau, wie bei jedem anderen Patienten, blieb er stehen und besprach mit ihnen die Diagnose und die weitergehende Behandlung. Der Dame selbst erklärte er aber nicht, wovon er sprach. Schließlich schnappte sie auf, dass der Oberarzt zu seinem Trüppchen sagte, die Patientin habe TS. TS steht für den Fachausdruck „trikuspide Stenose". Er bezeichnet nichts weiter als die Herzklappenerkrankung, mit der die Frau schon seit Jahren lebte und wegen der sie gar nicht in die Klinik gekommen war. Sie selbst aber machte sich ihren eigenen Reim auf die Abkürzung und glaubte, er spreche von einer „terminalen Situation", was nur bedeuten konnte, dass ihre Krankheit im Endstadium angelangt war und keine Heilungschance mehr bestand.

Als ihr behandelnder Arzt sie wieder besuchte, litt sie unter Angstzuständen, ihr Atem rasselte und ihre Herzfunktion hatte sich massiv verschlechtert. Alles Zureden, dass der Oberarzt doch etwas ganz anderes gemeint habe, nützte nichts. Die Patientin war felsenfest davon überzeugt, ihr Arzt wolle sie nur beruhigen und von der Wahrheit verschonen. Sie starb schließlich an ihrer Krankheit, die normalerweise gar nicht tödlich verlaufen wäre.

Häufig treten Nocebo-Effekte auf, wenn es um Nebenwirkungen bei Medikamenten geht. Je drastischer die unerwünschten Wirkungen beschrieben sind und je länger deren Aufzählung reicht, desto häufiger treten sie auch auf. Je nachdem, wie der Anwender grundsätzlich zu chemischen Arzneimitteln steht, nimmt er die Liste entweder kaum zur Kenntnis oder er studiert sie sehr sorgfältig. Ist ein Patient eher darauf bedacht, keine Tabletten zu schlucken, steigt die Wahrscheinlichkeit, dass sie schlecht wirken, er aber umso deutlicher die Nebenwirkungen verspürt. Wie beim Placebo-Effekt spielen auch die Darreichungsform und der Geschmack eine Rolle. Große Pillen, mühsam zu schluckende Kapseln oder bitter schmeckende Tabletten können einen stärkeren Nocebo-Effekt hervorrufen als kleine, geschmacklose Dragees oder Pflaster, die überhaupt nicht eingenommen werden müssen. Gerüchte im Bekanntenkreis oder Presseberichte können die Nebenwirkungen eines Medikamentes ebenfalls verstärken. Sie müssen sich gar nicht auf das Präparat beziehen, das der Kranke tatsächlich erhalten hat. Kommt gerade ans Licht, dass in den USA zwei Menschen an einem neuen Rheumamittel gestorben sind, studieren auch Österreicher oder Spanier die Liste der unerwünschten Wirkungen ihres Arzneimittels mit größerem Misstrauen – egal, um welche Art von Arznei es sich handelt. Ginge es um das fragliche Rheumamittel, wäre es nichts weiter als vernünftig und adäquat, die Einnahme zu stoppen. Die Angst vor Nebenwirkungen überträgt sich jedoch auf Arzneimittel generell. Auch ein harmloser Blutdrucksenker kann vor diesem Hintergrund plötzlich Anlass zu Besorgnis geben, selbst wenn er schon seit 30 Jahren auf dem Markt ist und in der Vergangenheit gut vertragen wurde. Nocebo-Effekte zeigen sich häufig in diffusen, leichten Beschwerden, wie Unwohlsein, Schlafstörungen, Müdigkeit oder Verdauungsproblemen.

Studien mit dem klassischen Schmerzmittel Acetylsalicylsäure, kurz ASS und besser bekannt unter dem Handelsnamen Aspirin, haben dies ganz gut belegt. ASS vertreibt Kopfweh recht effizient, kann aber Magenweh verursachen. Bei den Studien zeigte sich: Weist der Arzt seine Patienten sehr deutlich und eindringlich auf diese Möglichkeit hin, verspüren sie dreimal häufiger Beschwerden im Magen-Darm-Trakt, als wenn er sie nicht davor warnt. Auch die Art der Befragung beeinflusste den Nocebo-Effekt. Probanden, die nach einer Studie einen Fragebogen mit vorformulierten Antworten bekommen, auf dem sie ihre Beobachtungen ankreuzen können, geben doppelt so viele Nebenwirkungen zu Protokoll wie diejenigen Testpersonen, die frei auf offene Fragen antworten. Listen mit eventuell auftretenden Beschwerden scheinen demnach zu suggerieren, dass diese Beschwerden auch auftreten müssen. „Zu den unerwünschten Ereignissen zählen auch solche, die nicht im Zusammenhang mit der pharmakologischen Wirkung des Arzneimittels stehen. Dabei gilt es, zusätzlich das sogenannte Nocebo-Phänomen zu berücksichtigen. Es beschreibt das Auftreten von unspezifischen Nebenwirkungen eines bekannten Medikamentes. Besonders vorsichtige oder depressive Menschen neigen dazu, Nebenwirkungen geradezu zu erwarten, die dann auch eintreten. Es handelt sich also um eine Art von sich selbst erfüllender Prophezeiung", erklärt die Firma Bayer, Herstellerin von Aspirin, in einer Pressemitteilung. Auch wenn das Unternehmen ein Interesse daran hat, die Nebenwirkungen herunterzuspielen, ist nicht von der Hand zu weisen, dass ein Teil der unerwünschten Wirkungen auf dem Nocebo-Effekt beruht.

Auch Massenhysterie kann als Nocebo-Phänomen gedeutet werden. So ist es schon vorgekommen, dass beispielsweise in einer Firma der Verdacht auf Lebensmittelvergiftung kursierte, nachdem zwei Mitarbeiter nach dem Mittagessen in der Kantine so starke Magenbeschwerden bekommen hatten, dass sie nach Hause gehen mussten. Tatsächlich war das Essen völlig in Ordnung, den beiden war rein zufällig nach dem Mittagessen schlecht geworden, in Wirklichkeit hatten sie einen Magen-Darm-Virus erwischt. Dessen ungeachtet rollte zunächst einmal eine Erkrankungswelle durch die Firma. Jeder, der in der Kantine das gleiche Menü verspeist hatte wie die beiden erkrankten Kollegen, wartete nur darauf, dass Bauchschmerzen einsetzen. Erst als gründliche Analysen nachwiesen, dass es keinen Zusammenhang zwischen der Mahlzeit und den Bauchschmerzen gab, ebbte die „Nahrungsmittelvergiftung" wieder ab.

Ähnlich verhält es sich mit der Angst vor Mobilfunkstrahlen. Bis heute ist unklar, ob Mobilfunkmasten in der näheren Umgebung gesundheitsschädlich sind oder nicht. Eine Gefahr konnte bis heute wissenschaftlich weder eindeutig belegt noch widerlegt werden. Dennoch klagen manche Menschen über Kopfschmerzen oder andere Beschwerden, seitdem ein solcher Mast in ihrer

Nachbarschaft steht. Möglicherweise verursachen die Strahlen bei besonders empfindlichen Menschen tatsächlich Beschwerden, auch wenn dies physikalisch nicht oder noch nicht nachzuweisen ist. Denkbar ist auch, dass die Beschwerden auch völlig ohne Mobilfunkmast aufgetreten wären und der Mast lediglich als Sündenbock dient. Es kann sich aber auch um einen Nocebo-Effekt handeln. Die Betreffenden erwarten, dass die Strahlen krank machen, weil sie wissen, dass andere Arten von Strahlen ebenfalls krank machen können. Oder andersherum: Sie verknüpfen die Masten mit der Bedeutung „ungut", „unnatürlich", „unkontrollierbar", „unheimlich" und übersetzen dieses diffuse Unbehagen in körperliche Beschwerden.

In einer aktuellen norwegischen Untersuchung ließ sich der Zusammenhang zwischen der Angst vor Strahlen und Kopfschmerzen sogar nachweisen. Es ging dabei nicht um Funkmasten, sondern um das Handy selbst. Nachdem ein hoher Anteil der norwegischen Bevölkerung über Spannungskopfschmerzen durch die Benutzung ihres Mobiltelefons geklagt hatte, wollten Neurowissenschaftler wissen, ob es tatsächlich einen Zusammenhang gibt. Sie teilten die Studienteilnehmer wie üblich in zwei Hälften, von denen eine tatsächlich Funkfrequenzen ausgesetzt wurde, bei der anderen Hälfte taten die Wissenschaftler aber nur so: Die Probanden erhielten eine Scheinbestrahlung. Nach 130 Versuchen zeigte sich, dass die Kopfschmerzen nichts mit dem Funk zu tun hatten. Die Versuchspersonen gaben jedes Mal an, dass die Strahlen ihnen Kopfschmerzen verursacht hätten, egal ob sie mit Funkfrequenzen oder mit nichts bestrahlt worden waren. Die Forscher folgerten daraus, dass hier eindeutig ein Nocebo-Effekt vorlag, weil die Studienteilnehmer erwarteten, dass ihnen die Strahlen Kopfschmerzen bereiten würden. Sie zogen den Schluss, dass auch andere Kopfschmerzarten mit dem Nocebo-Effekt zusammenhängen könnten. An dem Versuch nahmen zwar lediglich 17 Personen teil, was seine Aussagekraft deutlich einschränkt. Allerdings zeigten ähnliche Studien mit Handy-Attrappen das gleiche Ergebnis. Es reichte, dass die Probanden glaubten, sie hätten ein Mobiltelefon in der Hand, damit ihnen nach dem Telefonieren der Kopf weh tat.

Dass der Körper Angst in Schmerz umsetzt, konnten auch italienische Neurowissenschaftler um Fabrizio Benedetti bei frisch operierten Patienten belegen. Die Darmschleimhaut bildet bei Angst einen Botenstoff mit dem Namen CCK, der im Gehirn eine Schmerzreaktion auslöst. Es spielt dabei keine Rolle, wovor der Betreffende Angst hat. Das können Nebenwirkungen eines Medikamentes sein, Strahlen, Spritzen oder, wie in diesem Fall, Angst vor den

Schmerzen nach der Operation. Die Angst vorm Schmerz löst ihrerseits selbst Schmerzen aus oder verstärkt diese. Die italienischen Mediziner waren dahintergekommen, dass der Nocebo-Effekt nach Operationen bei ihren Patienten weniger stark ausfiel, wenn sie ihnen Proglumid verabreichten, eine Substanz, die eigentlich gegen Magenbeschwerden eingesetzt wird und krampflösend wirkt. Dieses Präparat bremst die Aktivität von CKK, so dass auch die Schmerzreaktion des Gehirns gemindert wird, obwohl die zugrunde liegende Angst gleich stark bleibt. Um dem Nocebo-Effekt und dem Zusammenhang zwischen Angst und Schmerz genauer auf den Grund zu gehen, machten die Wissenschaftler dann folgenden Test: Sie banden 49 Probanden den Unterarm ab und unterbrachen somit die Blutzufuhr. Dann gaben sie den Testpersonen eine Sprungfeder und baten sie, diese mit der Hand so oft zusammenzudrücken, wie sie können. Die Forscher konnten sicher sein, dass diese Übung ziemlich schmerzhaft ist. Einem Teil der Freiwilligen erzählten sie das im Vorfeld auch, diese rechneten also schon damit, dass es weh tun würde und bauten entsprechend Angst auf. Den anderen sagten sie nichts. Über den Grad ihrer Schmerzen befragt, gaben die informierten Probanden nach dem Test viel höhere Werte an als die Ahnungslosen. Bekamen die eingeweihten Teilnehmer jedoch vor dem Versuch Proglumid, empfanden sie nicht mehr Schmerzen als die anderen. Damit hatten die Mediziner bewiesen, dass der Nocebo-Effekt eine große Rolle spielt bei der Schmerzentstehung.

Aufgrund der Fülle an Gesundheitsinformationen, die heutzutage zur Verfügung stehen, sowie den vor dem Hintergrund der alternden Gesellschaft zunehmenden Bemühungen von Gesundheitspolitikern um Aufklärung und Prävention dürfte auch der Nocebo-Effekt zunehmen. Die Botschaft, dass die Menschen immer länger leben und jeder selbst besser für den Erhalt seiner Gesundheit sorgen muss, ist in den Köpfen angekommen. Das Gesundheitsbewusstsein ist allgemein gestiegen, gleichzeitig aber auch die Angst vor Gesundheitsrisiken und Erkrankungen. Windige Geschäftemacher schüren diese Besorgnis, um mehr oder weniger nutzlose Pillen, Elixiere und Therapien zu verkaufen. Die wenigsten Europäer benötigen Vitaminpräparate oder sonstige Nahrungsergänzungsmittel, sogenannte Vitalstoffe, wie es in Werbesprache gerne heißt. Die Ernährungslage in Europa ist so gut wie nie zuvor. Der Markt boomt dennoch, weil die Hersteller entsprechender Präparate die Vitaminversorgung schlechtreden und gleichzeitig Konsumenten vorfinden, die – verständlicher- und vernünftigerweise – bestrebt sind, etwas für ihre Gesundheit zu tun, auch wenn es Geld kostet.

Gut ablesen lässt sich der Trend am Beispiel Amalgam. Die meisten Erwachsenen hierzulande haben bereits einige Zahnbehandlungen hinter sich und entsprechend viele Zahnfüllungen aus Amalgam. Die einen leben jahrzehntelang völlig beschwerdefrei damit, die anderen fühlen sich dadurch vergiftet. Es mag durchaus individuelle Unterschiede bei der Verträglichkeit geben, doch viele Menschen fühlen sich nur deswegen krank, weil andere es ihnen einreden. Das müssen gar nicht mal die Therapeuten sein, die letzten Endes daran verdienen. Solche vermeintlichen oder echten Gesundheitsgefahren sprechen sich auch im Bekanntenkreis herum, werden auf Internetforen zwischen blutigen Laien, echten und selbst ernannten Experten ausdiskutiert und durch die Medien kommuniziert. Geschäftstüchtige Zahnärzte tragen dazu bei, das Bewusstsein für die Risiken des Amalgam in der Bevölkerung zu schärfen – selbstverständlich nicht ohne zu erwähnen, auf welche Weise sich das Übel abstellen lässt. In einem nicht mehr ganz jungen Gebiss kann ein Arzt leicht zehn, zwölf Zahnfüllungen austauschen und damit ein lukratives Zusatzeinkommen erzielen. Der Rummel um Amalgam hat sich inzwischen wieder etwas gelegt, auch Krankheiten unterliegen der Mode. Möglicherweise ist der Markt auch einfach abgegrast.

Aber es findet sich immer ein neuer. Auf dem diesjährigen Kongress der Deutschen Gesellschaft für Innere Medizin warnte ein Experte vor der Hysterie um Lyme-Borreliose, eine der beiden Infektionskrankheiten, die von Zecken übertragen werden. Während für die eine, die Frühsommer-Meningoenzephalitis, kurz FSME, ein Impfstoff zur Verfügung steht, gibt es keinen Schutz vor Borreliose. Sie kann nur nach der Übertragung mit Antibiotika behandelt werden. An und für sich ist die Borreliose zwar die harmlosere der beiden Infektionen, aber in schweren Fällen kann sie dauerhafte Schäden an Nerven, Muskeln und Gelenken hinterlassen. Sie ist daher sehr ernst zu nehmen. Vor einigen Jahren trugen die Zecken in Europa diesen Erreger äußerst selten, so dass die ersten Infektionen weder erkannt noch adäquat behandelt wurden. Es waren nicht zuletzt die Geschädigten, die ihr Leben lang unter den Spätfolgen leiden werden, die auf die Tücken der Krankheit aufmerksam machten und die Aufklärung darüber in Gang setzten. Inzwischen trägt ungefähr jede fünfte Zecke den Erreger, was zunächst viel erscheint, doch wird die Krankheit längst nicht bei jedem Biss eines infizierten Tieres übertragen und längst nicht bei jedem Betroffenen verläuft sie schwer. Das Problem der Borreliose sind aber die oft undeutlichen Symptome. Häufig äußern sie sich nur in einem allgemeinen Krankheitsgefühl mit Unwohlsein, Müdigkeit, Kopfschmerzen oder Fieber. In solchen Fällen ist auch die Diagnose schwierig, und der Arzt muss die Patienten sehr genau untersuchen und auch eine Laboruntersuchung machen lassen, um den Erreger nachzuweisen. Nun finden sich entsprechende Marker aber auch im Blut, wenn der Patient in der Vergangenheit einmal von einer Zecke infiziert wurde, ohne erkrankt zu sein. Diese Unsicherheit führt dazu, dass ein Arzt im Zweifelsfall lieber einmal zu viel als einmal zu wenig eine Borreliose bescheinigt. „Inzwischen ist eine eklatante Überdiagnostik der Lyme-Borreliose zu beobachten", beklagte der Internist Professor Peter Herzer. Die Unsicherheit öffnet jedoch auch Tür und Tor für unseriöse Geschäftemacher, die dem Patienten kostenpflichtige, aber überflüssige Untersuchungen empfehlen. Herzer spricht von „mystischen Lyme-Tests", die er als „Gelddruck-Maschinen" bezeichnet. Die zunehmende Überdiagnostik der Borreliose habe einen Hautgoût verantwortungsloser kommerzieller Aspekte. Unter Umständen schwerer als der finanzielle Schaden wiegt aber für die Patienten der Nocebo-Effekt. Sie fühlen sich nach all den ergebnislosen Untersuchungen nur noch kränker und verunsicherter. „Iatrogene Lyme-Borreliose-Angststörung" diagnostiziert Herzer, vom Arzt und seiner Behandlung hervorgerufene Angststörung. Halbwissen, Angst, Hysterie, Geschäftemacher, aber eben auch der Einfluss des absolut wohlmeinenden Arztes: Der Nocebo-Effekt hat viele Gesichter.

DAS ETIKETT MUSS STIMMEN

Für Medikamente gilt, was man von Markenwaren kennt: Klebt das bekannte Logo auf der Packung, schmeckt der Kaffee aromatischer und der Sportschuh läuft wie von selbst. Ersetzt der Arzt die gewohnten Herztabletten durch ein günstigeres Nachahmerpräparat, klagen Patienten öfter, dass die „Neuen" nicht so gut helfen. Sie verlangen nach ihrem alten Markenpräparat. Die Wirkstoffe sind jedoch die gleichen, an der Tablette kann es nicht liegen. Ein No-Name-Produkt kann offenbar nicht so gut sein wie das Original. Und ein billiger Wein kann unmöglich so gut schmecken wie ein teurer. Genauso verhält es sich mit Placebos. Steckt das Mehlpulver in einer Kapsel, die aussieht wie das Markenpräparat, ist die Wahrscheinlichkeit höher, dass es hilft. Erzählt der Arzt seinem Patienten jedoch, er verschreibe ihm probeweise ein neues, teureres Mittel, ist Letzterer trotz Etikettenwechsels geneigt, dem neuen Präparat zu vertrauen. Auch ausgefuchste Schnäppchenjäger, die in anderen Bereichen nicht viel Wert auf Marken legen, fallen auf die Verpackung und den Preis herein, sobald es um ihre Gesundheit geht. Offenbar muss die Behandlung auch dem Portemonnaie oder zumindest der Krankenkasse weh tun, damit sie wirkt. Das spiegelt sich auch in dem Phänomen wider, dass Patienten teure, rezeptpflichtige Arzneimittel verlangen, obwohl es rezeptfreie, billigere gibt, die in ihrem Fall völlig ausreichen. Die Rezeptpflicht spielt dabei sicher eine Rolle, die gesetzliche Zugangshürde flößt Respekt ein. Zudem sind rezeptfreie Mittel in der Regel niedriger dosiert. Doch der hohe Preis wirkt offenbar ebenfalls vertrauensbildend. Dazu kommt die Wertschätzung, die sich vom pekuniären Wert der Behandlung auf die Person überträgt: Je mehr der Arzt bereit ist, für mich auszugeben, desto mehr bin ich ihm wert. Selbstverständlich bezahlt der Arzt das Medikament nicht, sondern er verschreibt es nur, psychologisch reicht das aber aus, um dem Patienten das Gefühl von Wichtigkeit zu vermitteln.

Amerikanische Forscher untersuchten diesen Zusammenhang zwischen Preis und „gefühlter" Wirkung mit Hilfe einer Gruppe Freiwilliger. Diese sollten – angeblich – ein neuartiges Schmerzmittel testen. Vorab erhielten sie eine Informationsbroschüre über den Zweck des Versuchs und das zu testende Medikament. Allerdings unterschieden sich die Broschüren. In einer Hälfte stand, es handele sich ein neues, frisch von der Aufsichtsbehörde freigegebenes Präparat, das 2,50 Dollar pro Tablette kostet. In der zweiten Hälfte wurde angegeben, das neue Mittel sei bereits im Preis gesenkt worden und koste nur noch zehn Cent pro Stück. In Wirklichkeit handelte es sich um überhaupt kein Medikament, sondern um Zuckerkügelchen. Niemand unter den Beteiligten, weder die Ärzte noch die Probanden, wusste, wer welche Broschüre bekommen hatte. Die Forscher setzten die Freiwilligen dann Stromschlägen aus, und zwar einmal, bevor sie eine vermeintliche Schmerztablette genommen hatten, und einmal nach der Einnahme. Die Stromschläge wurden so lange gesteigert, bis die Testpersonen sie nicht mehr aushielten. Somit war klar, dass sie sehr schmerzhaft waren. Dank der „Pillen" ließen die Schmerzen jedoch nach. Allerdings nicht bei allen Probanden in gleichem Maß. In der Gruppe, die gelesen hatte, es handle sich um ein teures Mittel, empfanden 85 Prozent weniger Schmerzen. In der Gruppe, die an eine Preissenkung glaubte, verspürten nur 61 Prozent eine Linderung. Immerhin noch eine ganze Menge, wenn man bedenkt, dass die Pillen ohnehin nur Schein waren. Doch kostet der Schein auch noch handfeste Scheine, wirkt er eben noch besser.

JE TIEFER, DESTO WIRKSAMER

Neben Farbe, Preis und Etikett spielt die Tiefe des Eingriffs eine Rolle bei der Entstehung des Placebo-Effektes. Bittere Tabletten wirken besser als süße Dragees, Spritzen besser als Pillen und chirurgische Eingriffe besser als Spritzen. Das ist verständlich, denn eine Spritze sieht gewichtiger aus als eine Tablette. Sie wird auch nicht einfach schnell hinuntergeschluckt, sie piekst mehr oder weniger schmerzhaft, und man kann förmlich sehen, wie der Wirkstoff in den Körper gelangt. So zieht eine Spritze mit sterilisiertem Wasser denn auch einen stärkeren Placebo-Effekt nach sich als eine Spritze mit Salzwasser. Sterilisiertes Wasser schmerzt nämlich heftiger. Zudem wird eine Spritze selten vom Patienten selbst injiziert, sondern meistens von einer Person im weißen Kittel, was ihren Stellenwert noch erhöht. Dieser steigt zusätzlich mit der Hierarchie dessen, der sie verabreicht. Injiziert die Chefärztin die Spritze höchstpersönlich, hilft diese besser, als wenn es die Krankenschwester tut.

Noch tief greifender geht die (Schein-) Operation. Das konnten Herzchirurgen schon 1960 nachweisen. Anstatt ihre Patienten wie angekündigt zu operieren, machten sie – genauso wie Moseley bei seinen Arthrosekranken (s. Seite 34) – nur ein paar Schnitte in die Haut des Brustkorbs. Dennoch fühlten sich viele der Scheinoperierten geheilt. Im Jahr 2003 täuschten holländische Chirurgen Frauen mit chronischen Bauchschmerzen mittels einer Schein-OP. Die Beschwerden der Patientinnen waren durch Verwachsungen entstanden, beispielsweise durch eine Entzündung oder eine frühere, echte Operation. Die Ärzte gaben vor, die Verwachsungen zu glätten, machten bei einem Teil der Frauen in Wirklichkeit aber nur eine Bauchspiegelung. Dieser Teil fühlte sich nach dem Eingriff genauso beschwerdefrei wie die Patientinnen, bei denen die Verwachsungen tatsächlich gelöst worden waren. Auch dieses Experiment lässt den Schluss zu, dass auch die echte Operation in vielen Fällen nur einen Placebo-Effekt anstößt und damit überflüssig ist.

Das Gleiche hatte auch die US-amerikanische Medizinerin Cynthia McRea beobachtet. Sie forderte daraufhin, Operationen genauso wie Medikamente mit Schein-Eingriffen zu vergleichen, bevor sie in großem Stil als Therapie der Wahl bei einer bestimmten Erkrankung eingesetzt werden. McRae hatte nämlich festgestellt, dass sich Parkinson-Patienten nach einer Schein-Operation langfristig besser fühlten als ihre Leidensgenossen, die wirklich operiert worden waren. Bei der entsprechenden Operation bohrten die Chirurgen den Patienten die Schädeldecke auf und pflanzten ihnen gesunde Hirnzellen ein. Bei der

Scheinoperation bohrten sie nur ein Loch, transplantierten aber keine fremden Zellen. Die anschließende Besserung empfanden nicht nur die Patienten. Auch unabhängige Ärzte, die von der Behandlung nichts wussten, bewerteten den Zustand der Schein-Operierten positiver als denjenigen der Zellempfänger.

NADELN OHNE STICHE

In den vergangenen Jahren erfuhr die Traditionelle Chinesische Medizin, vor allem die Akupunktur, verstärkt die Aufmerksamkeit von Patienten, Ärzten und Krankenkassen. Viele Menschen ziehen die fernöstlichen Methoden der westlichen Schulmedizin vor. Die Gesundheitsexperten versuchen deswegen zunehmend, den Nutzen der Nadeln wissenschaftlich zu beweisen beziehungsweise zu widerlegen. Bei verschiedenen Erkrankungen hat sich die Akupunktur in Studien inzwischen wirksam gezeigt, obgleich es noch nicht gelungen ist, den Wirkmechanismus nach Kriterien der westlichen Medizin aufzudecken. Vor allem bei Schmerzen unterschiedlicher Herkunft, Allergien, bestimmten Entzündungen, Frauenleiden, Reizdarm, Magenbeschwerden und Suchterkrankungen hat sich diese alternative Methode in der Praxis bewährt und wird deshalb in bestimmten Fällen von einigen gesetzlichen Krankenkassen bezahlt.

Es hat sich aber ebenfalls gezeigt, dass bei der Akupunktur wie bei allen Behandlungsmethoden ein Placebo-Effekt eintreten kann. In Schweden setzten Mediziner für einen Versuch stumpfe Nadeln ein, die sich bei Widerstand zusammenschieben und somit nicht in die Haut eindringen. Mit diesen Schein-Nadeln akupunktierten sie Krebskranke, die aufgrund ihrer Bestrahlungen unter Übelkeit und Brechreiz litten. Mit beachtlicher Erfolgsquote: 95 Prozent der Patienten gaben nach der simulierten Akupunktur an, dass sie sich besser fühlen. Setzten die Wissenschaftler echte Nadeln an, linderten sich die Beschwerden ebenfalls bei 95 Prozent der Patienten. Es spielte also überhaupt keine Rolle, ob bestimmte Akupunkturpunkte getroffen wurden oder nicht. Noch nicht einmal ein Pieks war nötig, es genügte, die Nadel auf der Haut zu spüren.

Ähnliche Erfahrungen machten Ärzte bei der Therapie von Kopfschmerzen. Wissenschaftler der Technischen Universität München verglichen die Daten aus 33 verschiedenen Studien, in denen es um die Wirksamkeit von Akupunktur bei Spannungskopfschmerz und Migräne ging. Insgesamt zeigten die Daten, dass Akupunktur bei beiden Schmerzarten sehr gut hilft – Schein-Akupunktur aber auch. In der Behandlung des Spannungskopfschmerzes waren die echten Nadeln den Schein-Nadeln etwas überlegen, bei Migräne war es umgekehrt. Hier konnten mit den Schein-Nadeln sogar bessere Ergebnisse erzielt werden als mit den echten. Eine deutsche Modellstudie bestätigte diese Daten. Ihr Fazit: Akupunktur lindert Kopf-, Rücken- und Gelenkschmerzen genauso gut wie Medikamente, und zwar gleichgültig, ob der Arzt die Nadeln nach allen Regeln der chinesischen Kunst ansetzt, ob er völlig beliebige Punkte wählt oder ob er mit stumpfen Nadeln arbeitet.

Nicht echte Nadeln mit stumpfen, sondern Placebo mit Placebo verglichen Wissenschaftler an der Harvard-Universität in den USA. Sie ließen falsche Nadeln gegen falsche Pillen antreten. Auch in dieser Untersuchung ging es um die Behandlung von Schmerzen. Allerdings litten die Versuchsteilnehmer nicht unter Kopf-, sondern Unterarmschmerzen, wie sie durch Überlastung beispielsweise am Computerarbeitsplatz entstehen. Das Ergebnis war ähnlich wie bei den Kopfschmerz-Studien. Egal ob Pille oder Nadel, die Scheinbehandlung reduzierte den Schmerz. Kurzfristig gelang dies besser mit einer Pille, langfristig zeigte sich die Schein-Akupunktur als wirksamer. Während die Schein-Pille irgendwann einen Wirk-Höhepunkt erreichte, ab dem es nicht mehr weiterging, linderten die Nadeln den Schmerz immer besser, je länger die Behandlung anhielt. Nun wollten die Mediziner wissen, ob nur eine „gefühlte" Besserung eingetreten war oder ob die Scheinbehandlung körperliche Veränderungen in Gang gesetzt hatte. Sie machten deswegen den Händedruck-Test. An der Stärke ihres Händedrucks lässt sich bestimmen, ob die jeweilige Person Schmerzen am Unterarm hat oder nicht. Bei diesem Test stellte sich heraus, dass weder die Schein-Pille noch die Schein-Nadel den Schmerz verringert hatte. Die gefühlte Linderung entpuppte sich als Kind der Einbildung.

Fast unschlagbar ist der Placebo-Effekt, wenn Akupunktur eine künstliche Befruchtung begleitet. Dies fanden chinesische Mediziner heraus, denen man zutraut, dass sie sich auf echte Akupunktur bestens verstehen. Künstliche Befruchtungen gelingen häufig erst nach mehreren Versuchen und sind deshalb bei den betreffenden Frauen mit hoher Anspannung und Misserfolgsängsten verbunden. Nur jedes dritte befruchtete Ei nistet sich in der Gebärmutter ein. Die Ärzte versuchten daher, die Erfolgschance zu erhöhen, indem sie mittels Akupunktur die Durchblutung der Gebärmutter und der Schleimhaut anregten. Um den Erfolg der Nadeln zu messen, akupunktierten sie einen Teil der Frauen nur scheinbar. Zu ihrer großen Verblüffung fiel das Ergebnis genau umgekehrt zu ihren Erwartungen aus: Die Schein-Akupunktur war erfolgreicher als die echte. Bei der Behandlung mit stumpfen Nadeln wurden 55 von 100 Frauen schwanger, bei der echten Akupunktur nur 44. Die Auswirkungen auf die Durchblutung waren in beiden Fällen gleich, auch bezüglich des Stresses fand sich kein Unterschied. Eine Erklärung, warum die Placebo-Nadeln besser wirkten als die richtigen, haben die Mediziner nicht. Möglicherweise haben sie sich intensiver um die scheinbehandelten Frauen gekümmert, weil sie wussten, dass ihre Nadeln ohnehin nicht helfen. Immerhin lässt sich aus dem Ergebnis schließen, dass der Arzt die Regeln der Akupunktur nicht unbedingt beherrschen muss, um Frauen mit Kinderwunsch zu helfen. Es reicht, wenn er so tut, als ob.

DER LIEBE DOKTOR

Die erhöhte Aufmerksamkeit des Arztes, der Krankenschwestern und Pfleger dürfte beim Entstehen des Placebo-Effektes auf alle Fälle eine Rolle spielen. Sie macht sich in der Praxis, aber auch in klinischen Studien bemerkbar. Um festzustellen, ob sich jemand überhaupt für die Studie eignet, wird zunächst einmal eine ausführliche Krankengeschichte erfragt. Der Patient hat also in der Regel mehr Zeit, um seine Geschichte, die Bedeutung, die er seiner Krankheit beimisst, seine Beschwerden, erfolglose und erfolgreiche Therapieversuche in der Vergangenheit zu schildern als beim normalen Arztbesuch. Er weiß auch, dass er zu einer begrenzten Anzahl an Teilnehmern, quasi „Auserwählten" gehört, und fühlt sich in gewisser Weise verpflichtet, an seiner Behandlung mitzuwirken. Allein schon die Tatsache, dass andere Menschen ihn und seine Krankheit in den Mittelpunkt ihres Interesses stellen, kann zum Heilungserfolg beitragen. Es liegt nahe, dass es deshalb auch unter denjenigen Probanden, die den echten Wirkstoff erhalten, zusätzlich zu einem Placebo-Effekt kommt, der die Wirksamkeit des Mittels erhöht. Selbst wenn sich das neue Mittel gegenüber dem Scheinmedikament als wirksamer erweist, könnte der tatsächliche Unterschied zwischen Schein und Sein also weitaus niedriger liegen. Dazu kommt der Expertenbonus des Doktors, der dem Kranken ein gewisses Vertrauen einflößt oder ihm zumindest die Zuversicht gibt, dass „der Fachmann" schon eine Lösung kennen wird. Auch das Gefühl der gegenseitigen Verpflichtung kann sich heilsam einmischen: „Wenn sich der Arzt und seine Helferin so sehr um mich bemühen, will ich sie nicht enttäuschen." In diesem

Fall will nicht nur das Placebo gefallen, der Patient will auch seinem Arzt gefallen, oder, anders ausgedrückt, ihm einen Gefallen tun, indem er dessen Mühe mit Genesung belohnt.

Das wenden auch Wissenschaftler ein, die dem Placebo-Effekt kritisch gegenüberstehen. Sie meinen, der Effekt komme zumindest zum Teil durch sogenannte Gefälligkeitsauskünfte zustande. Füllen Kopfschmerzpatienten nach der Behandlung einen Fragebogen aus, kann es passieren, dass sie ihr Befinden deutlich besser bewerten, als es tatsächlich ist, um den Arzt zu belohnen. In manchen Fällen steht dahinter auch eine gewisse Ehrfurcht vor dem Halbgott in Weiß. Patienten dieses Typs befürchten, in Missgunst zu geraten, wenn sie den Behandlungserfolg schlecht bewerten. Dies könnte eine Besserung des „gefühlten" Befindens erklären. Die Veränderung messbarer Größen, wie der Gehirnaktivität, durch Placebos erklärt dies aber nicht. Außerdem können solche Gefälligkeitsauskünfte auch die Ergebnisse einer echten Behandlung verfälschen und diese wirksamer erscheinen lassen, als sie ist.

Wo die Grenzen verschwimmen

Ein Teil der Fälle, in denen der Placebo-Effekt auftritt, lässt sich mit den Selbstheilungskräften erklären. Der Volksmund sagt zum Beispiel: Ein Schnupfen dauert ohne Behandlung eine Woche, mit Behandlung sieben Tage. Das heißt, gleichgültig, ob der Verschnupfte ein Medikament, ein Placebo oder gar nichts einnimmt, irgendwann hört die Erkältung auf. Ein Medikament kann höchstens die Symptome wie verstopfte Nase, Halsschmerzen oder Kopfweh lindern. Lassen die Erkältungserscheinungen nach der Einnahme von Mehlkügelchen also nach, kann das genauso gut am natürlichen Krankheitsverlauf liegen. Auch die Schramme, die sich ein Kind beim Sturz zufügt, heilt von selbst, und zwar in den meisten Fällen, ohne dass es einer Salbe oder eines Pflasters bedarf. Trotzdem klebt jede Mutter ein Pflaster auf die Wunde. Aus gutem Grund: Das Kind hört auf zu weinen, weil es Zuwendung erhält und weil es plötzlich weniger Schmerzen empfindet. Zur Wundheilung selbst trägt das Placebo gar nichts bei, dennoch lindert es die Beschwerden. Ob die Selbstheilungskräfte durch das Pflaster anregt werden oder ob die symbolische Bedeutung der Mutter das Kind beruhigt, lässt sich letztlich nicht feststellen.

Dass die Grenzen zwischen Selbstheilung und Placebo-Effekt häufig verschwimmen, zeigte vor einigen Jahren ein Experiment des amerikanischen

Chirurgen Bruce Moseley. Der Arzt, Betreuer der US-amerikanischen Basketball-Nationalmannschaft, hatte auch viele ältere Patienten mit einer Knie-Arthrose, einer Verschleißerscheinung des Gelenks. Routinemäßig nahm er in solchen Fällen eine Arthroskopie vor, das heißt, er operierte sie, um das Gelenk aus-zuschaben. Irgendwann wollte er wissen, ob nicht ein Teil des Behandlungserfolges auf einem Placebo-Effekt beruht. Er inszenierte daraufhin ganz normale OPs, mit Aufnahme ins Krankenhaus, Beruhigungsspritze, Narkose und den üblichen Geräuschen eines OP-Saals. Nach dem Zufallsprinzip ritzte er einem Teil der Arthrose-Geplagten während der Narkose aber nur die Haut ein, damit das Knie etwas blutete, und verpasste ihnen eine dicke Naht. Das Ergebnis war, dass die Scheinoperierten nach der üblichen Heilungsphase ebenso zufrieden waren mit der Behandlung wie die tatsächlich Operierten. Moseley betrachtete das als Nachweis für einen Placebo-Effekt. Gleichzeitig zeigte das aber auch, dass eine Arthroskopie in vielen Fällen nutz-los – also auch nur Placebo – oder überflüssig ist, weil die Beschwerden kraft der Selbstheilungskräfte verschwinden. Inzwischen gilt die Arthroskopie tat-sächlich nicht mehr als Mittel der Wahl bei Kniegelenkverschleiß, sondern wird nur noch bei bestimmten, eng eingegrenzten Krankheitsbildern empfohlen.

Als andere Erklärung für den Placebo-Effekt ziehen manche Wissenschaftler die Spontanheilung heran. Sie führen an, dass fast jede Krankheit irgendwann bes-ser wird beziehungsweise mit Schwankungen verläuft. Migränepatienten bei-spielsweise leiden nicht täglich und stündlich mit der gleichen Intensität unter ihren Schmerzen. Es gibt beschwerdefreie Perioden und Tage, an denen die Migräne unerträglich weh tut. Stellt sich in einer Studie heraus, dass Placebo bei einem Drittel der Patienten die Schmerzen lindert, könnte das, so die Kritiker, einfach daran liegen, dass sich bei diesem Teil der Probanden wäh-rend der Studiendauer die Symptome auch ohne jegliches Zutun gebessert hätten. Die Studie könnte in eine Phase mäßiger Beschwerden gefallen sein. Das Argument ist nicht von der Hand zu weisen. Allerdings zeigte sich ande-rerseits auch häufig, dass der Placebo-Effekt noch lange nach der Behandlung anhielt. Die Krankheit verlief in entsprechenden Experimenten nicht wie bei einer Nichtbehandlung, sondern wie bei einer echten Behandlung. Die Grenzen zwischen Placebo, keiner Behandlung und echter Behandlung ver-schwimmen auch hier.

DIE PSYCHOSOMATISCHE KOMPONENTE

Niemand bestreitet heute ernsthaft, dass die Psyche körperliche Beschwerden auslösen, verschlimmern oder verbessern kann und umgekehrt. Die meisten Menschen haben ihre seelische Verfassung schon am eigenen Leib gespürt. Diese Wechselwirkung, die sich grob mit dem Stichwort „Psychosomatik" wiedergeben lässt, spielt auch bei der Entstehung des Placebo-Effektes eine große Rolle. Erwartung und Konditionierung entspringen schließlich dem Gehirn, nicht dem Magen oder der Lunge. Ein relativ neuer Forschungszweig, der aus dem psychosomatischen Ansatz entstanden ist und diesen weiterentwickelt hat, ist die Psychoneuroimmunologie. Diese interdisziplinäre Forschung, mit der sich vorwiegend medizinische Psychologen beschäftigen, hat zum Ziel, herauszufinden, wie sich körperliche Funktionen, hauptsächlich das Immunsystem, durch psychische Einflüsse verändern lassen und umgekehrt. Dazu gehört auch die Frage, wie sich der Placebo-Effekt in der Praxis gezielt nutzen lässt. Die beteiligten Wissenschaftler wollen den Placebo-Effekt sozusagen aus dem Labor in den Alltag von Medizinern und Patienten bringen. Die nachfolgenden Interviews geben einen Überblick, wo die Placebo-Forschung und die Psychoneuroimmunologie derzeit stehen und welche Ansätze sie verfolgen.

Nachgefragt bei **PROFESSOR DR. DR. CHRISTIAN SCHUBERT**
Leiter des Labors für Psychoneuroimmunologie (PNI) an der Universitätsklinik
für Medizinische Psychologie und Psychotherapie Innsbruck

*Womit beschäftigt sich die PNI? Was unterscheidet die PNI von der
Psychosomatik?*

Sie beschäftigt sich mit den Wechselwirkungen zwischen psychischen
Faktoren, zumeist Belastungen, aber in jüngerer Zeit auch positiven Faktoren,
und den Faktoren des Immunsystems. Weiter gefasst gehören auch das
Hormonsystem und die Neurotransmitter, die vermeintlichen Vermittler zwischen
psychischen Faktoren und Immunsystem, mit in diese Definition. Wir versuchen,
uns das ganze Bild anzuschauen und nicht nur Input/Output. Wichtig ist, dass
es sich hier um ein prozesshaftes Geschehen handelt, ich betone also, es handelt sich um Wechselwirkungen zwischen seelischen und immunologischen
Faktoren. Wir wissen heute, dass nicht nur psychische Faktoren einen Einfluss
auf das Immunsystem haben, sondern umgekehrt auch die Immunaktivitäten die
Psyche, also das Erleben und Verhalten, beeinflussen können.

Wie habe ich mir das konkret vorzustellen?

Nun, es ist so, dass in den letzten, ich denke mal, 20 Jahren in der
Psychoneuroimmunologie immer deutlicher wurde, dass Menschen, die unter
Entzündungen oder Infektionen leiden, ein bestimmtes Erleben und Verhalten an
den Tag legen, dass von Immunaktivitäten selbst ausgelöst wird.

*Sprechen Sie jetzt speziell von entzündlichen Erkrankungen wie beispiels-
weise Rheuma?*

Ich spreche auch von rheumatischen Erkrankungen, aber ich spreche vor
allem von akuten Infektionen mit Symptomen, die wir alle kennen. Wir fühlen
uns schwach, wir ziehen uns zurück und so weiter.

Also gar nicht mal von chronischen Erkrankungen?

Nicht nur. Bleiben wir einmal bei den immunologischen Aktivitäten, die
zum Beispiel bei einem grippalen Infekt ablaufen, und bei den Symptomen, die

jeder schon mal hatte: sozialer Rückzug, Schlafbedürfnis, Appetitlosigkeit. Vor nicht allzu langer Zeit dachte man noch, dass dieses Verhalten unspezifisch sei, dass es sich um Anzeichen einer generellen Schwächung handelt, weil der Organismus sich mit dem Erreger auseinandersetzt. Heute wissen wir, dass das Immunsystem im Rahmen der Immunabwehr bestimmte Zytokine freisetzt. Zytokine sind kleine, lösliche Proteine, die ins Blut abgegeben werden und durch unseren Organismus zirkulieren. Sie setzen im Gehirn „hochstrategisch" an hypothalamischen Kernstrukturen Effekte, damit wir uns entsprechend psychisch verändern. Das sind alles Veränderungen, die darauf abzielen, dass wir unsere Energie in Richtung Erregerabwehr kanalisieren. Das heißt, wir sollen uns eben nicht überanstrengen, wir sollen mehr schlafen, mehr Energie konservieren, damit das Immunsystem mit möglichst hoher Energie gegen den Erreger vorgehen kann. Das ist ein sehr vernünftiges, strategisches, zielgerichtetes Unterfangen und nicht etwas, das unspezifisch rein auf Schwächung verweist. Das ist sehr wichtig, weil bei vielen chronischen Entzündungskrankheiten, wie rheumatoiden Erkrankungen, aber auch Krebs, also bei Erkrankungen, bei denen die zelluläre Immunaktivität häufig erhöht ist, auch das sogenannte Sickness Behaviour auftritt. Wir nennen das Sickness Behaviour, also Erleben und Verhalten im Zusammenhang mit Krankheit. Hierzu gehören neuropsychiatrisch gesehen Stimmungsveränderungen, Antriebs- und Interesseverminderung, Libidoverlust, Konzentrationsstörungen und sozialer Rückzug sowie von neurovegetativer Seite her Erschöpfung, Appetitverlust und Schlafstörungen. Das alles kann immunologisch getriggert, also angestoßen, werden. Es gibt viele Erkrankungen, die mit chronischen Entzündungsprozessen assoziiert sind, da findet überall zelluläre Immunologie statt, und diese verursacht so etwas wie eine leichte bis schwere organische Depression. Die Entstehung von Depression wird also heute auch vor dem Hintergrund von Entzündungen diskutiert. Das ist die andere Wirkrichtung. Depression muss nicht immer allein aus der Biografie hervorgehen, sondern ergibt sich auch aus immunologischen Vorgängen, das ist ein Wechselwirkungsprozess.

In einer Ihrer Studien berichten Sie von einer Frau, bei der schon die Erwartung von Stress genügte, damit ihr Körper Stresshormone ausschüttet. Ist das richtig?

Ja, das ist richtig. Der Stress war schon in der Antizipation da. Die Dame war schon mit dem belastenden Ereignis konfrontiert, ohne dass es real bereits eingetreten ist. Das heißt, sie hat das Ereignis vorweggenommen in Vorahnung einer möglichen psychischen Belastung. Hier ist die Erwartung des Stresses der eigentliche Stressor. Bei unserer Patientin kam es also bereits vor Eintreten des Ereignisses zu einer Cortisolreaktion, die auf Stress verweist (Cortisol ist ein Hormon, das der Körper unter Stress vermehrt ausschüttet, Anm. d. V.). Der Stressor selbst kann dann noch mal einen negativen Effekt setzen, sofern er eintritt. Der physiologische Effekt kann aber auch positiv sein.

Inwiefern?

Sie können Angst haben vor einem Ereignis, das Sie nicht richtig einschätzen können, und Sie können hier antizipatorisch, vorwegnehmend, reagieren, weil Sie sich Sorgen machen. Dann tritt aber etwas ein, was eigentlich ganz positiv ist. Dann würden Sie auf diesen Stressor in der Vorwegnahme negativ reagieren und wenn er dann eintrifft positiv. Genauso verhielt es sich bei der Cortisolreaktion der besagten Patientin.

Diese Vorwegnahme kann man mit einem Nocebo-Effekt vergleichen, oder? Man erwartet, dass etwas Schlimmes passiert und fühlt sich dann auch schon so. Der Körper reagiert dann auch entsprechend, die Stressreaktion ist ja nicht nur eingebildet, sie manifestiert sich biologisch?

Ja, so ist es. Sie ist nicht eingebildet. Genau.

Sie haben einmal gesagt, dass es in der Psychotherapie auch zu Placebo-Effekten kommen kann. Wie habe ich mir das vorzustellen?

Das kann man sich so vorstellen, dass der Arzt oder der Psychotherapeut, den man aufsucht, mehr darstellt als seine spezifische psychotherapeutische Technik, die seine Ausbildung betrifft, die man lernen kann. Mit ihm ist beispielsweise auch ein Name verbunden, der Arzt überweist einen Patienten zu einem Psychotherapeuten und sagt beispielsweise: „Ich gebe Dir diese besondere Adresse an die Hand", oder „Dieser Mann oder diese Frau ist sehr bekannt" oder „Ich habe gute Erfahrungen mit dem gemacht" oder „Ich arbeite schon seit Jahren mit diesem Menschen zusammen, der ist recht gut, in dem, was er tut". In diesem Moment setzt man einen Placebo-Effekt. Zusätzlich zur spezifischen Arbeitsweise des Therapeuten kommt dann noch ein Beziehungsaspekt dazu, der eindeutig mit Placebowirkung zu tun hat.

*Sie sprachen gerade von Diabetes. Ich habe noch nie gehört,
dass Schein-Insulin Blutzucker senken kann, da kommt es wohl kaum zu
einem Placebo-Effekt.*

Das sehe ich nicht so. Alle Medikamente gegen Diabetes, die in der klinischen Forschung auf Wirksamkeit geprüft werden, durchlaufen den üblichen Weg. Sie müssen placebokontrolliert getestet werden, denn die Frage ist, welchen Nettonutzen sie haben, das heißt, wie groß der Wirkunterschied zwischen dem Placebo und dem Verum, dem echten Medikament, ist. Das Placebo produziert zumindest einen Teil des Wirkspektrum des Verums, und dieser Teil sollte kontrolliert werden. Das heißt, Sie haben einen Placebo-Effekt auch in der Diabetes-Medikation. Davon bin ich absolut überzeugt. Denn sonst müssten Sie keine placebokontrollierten Studien durchführen.

Können Sie Ihre Forschung noch näher beschreiben?

In den letzten gut zehn Jahren haben wir versucht, in der Psychoneuroimmunologie ein Design zu etablieren, das es uns ermöglicht, die Dynamik und die persönliche Bedeutung von Stressoren stärker zu berücksichtigen, als das bislang geschehen ist. Vor allem in der klinischen Forschung sind Gruppendesigns mit Prä- und Postmessungen gang und gäbe. Das heißt, die Wissenschaftler vergleichen Gruppen von Patienten vor und nach der Medikation und schauen mit Hilfe statistischer Verfahren, ob diese Medikation eine signifikante Wirkung erzielt hat. Was wir bei diesen Studien nicht untersuchen können, ist, welche Dynamik in diesem Effekt steckt, welchen physiologischen Prozess zum Beispiel das Medikament in Gang setzt. Wir wissen eigentlich von diesen Studien nur, dass dieses Medikament, wenn überhaupt, einen Effekt setzt. Aber wann dieser Effekt beginnt, welche Entwicklung er nimmt – und zwar nicht nur die Zeitverzögerung bis zum Einsetzen, sondern auch den zeitlichen Verlauf – das weiß man in vielen Fällen nicht, weil die entsprechenden Methoden, das entsprechende Forschungsdesign, nicht angewendet wurden. Hierzu brauchen Sie Zeitreihenanalysen, und Sie müssen viel mehr über das untersuchte Individuum in Erfahrung bringen, als dies normalerweise der Fall ist. Man muss dafür über einen längeren Zeitraum relativ hochfrequent psychologische und physiologische Messungen durchführen, dann hat man am Ende mehrere Zeitreihen und kann dann statistisch prüfen, wie diese Zeitreihen miteinander zusammenhängen: Gibt es möglicherweise Wirkrichtungseffekte, welche Zeitverzögerungen existieren zwischen diesen

Wirkungen, welche Muster werden angestoßen, wenn ein Effekt gesetzt wird? Das sind Fragen, die die aktuelle klinische Forschung nicht beantworten kann. Uns in der PNI interessieren diese Fragen aber sehr. Wie lange dauert es überhaupt, bis ein Effekt stattfindet? Wie sind die Wirkrichtungen? Vom Sickness Behaviour, von dem ich gerade gesprochen habe, wissen wir, dass Depression sowohl von psychosozialen, biografischen Faktoren abhängt als auch von Immunologie. Aber wie verhält sich das im Alltag? Woher kommt diese depressive Stimmung im Alltag? Ist es jetzt Immunologie oder ist es ein bestimmter Stressor, der jemanden depressiv macht?

Welche Parameter messen Sie, wenn Sie solche Zeitreihen aufstellen?

Wir messen auf mehreren, ganz verschiedenen Ebenen, auf psychosozialer, emotionaler und physiologisch-biochemischer Ebene. Wir wollen dabei zwei Faktoren vereinen, die in der Psychoneuroimmunologie bisher kaum untersucht wurden, das heißt, einerseits die Dynamik, auf der anderen Seite aber auch die persönliche Bedeutung von Belastungen. Persönlich Bedeutsames kann man eigentlich nur über Interviews erfassen, also mittels qualitativer Forschung. Wir sind überzeugt davon, dass wir über Interviews weit mehr Informationen über subjektiv bedeutsame Belastungen bekommen als beispielsweise über standardisierte Fragebögen. Denn da können Sie nur einen geringen Teil aller möglichen Belastungen abfragen. Was den untersuchten Menschen wirklich belastet, ist vielleicht in solchen Fällen gar nicht erfasst. Bevor man überhaupt herausarbeiten kann, wie belastend ein Stressor im individuellen Fall ist, benötigt man meines Erachtens viel mehr Zusatzinformationen über die Geschichte dieses Menschen und über seine aktuelle Situation, über seine Beziehungen. Wir treten in Beziehung mit unseren Probanden und versuchen herauszufinden, was sie im Alltag persönlich berührt. Und wenn wir das gemacht haben, dann können wir Zeitreihen von persönlich besonders bedeutsamen Stressoren bilden und statistisch prüfen, ob diese Zeitreihen psychosozialer Ereignisse über die Zeit mit immunologischen und hormonellen Faktoren signifikant zusammenhängen.

Für welche Indikationen machen Sie solche Studien?

Wir haben mit Patientinnen mit systemischem Lupus erythematodes, kurz SLE, begonnen, also einer chronischen Autoimmunerkrankung (Lupus erythematodes gehört zum Formenkreis der rheumatischen Erkrankungen, Anm. d. Verf.).

Wir haben dann natürlich auch „Kontrollen" untersucht, also gesunde Probanden, um zu schauen, ob sich diese sehr konsistenten Ergebnisse, die wir in Einzelfallstudien mit SLE-Patientinnen gefunden haben, bei Gesunden replizieren lassen, und wenn nicht, ob die Unterschiede bei Gesunden trotzdem sinnvoll sind. Die zweite Gruppe sind Brustkrebspatientinnen, die in unseren Studien untersucht wurden und wo wir ebenfalls sehr konsistente Ergebnisse erzielen konnten. Es hat sich in unseren Studien durchwegs gezeigt, dass Immun- und Hormonaktivitäten in Reaktion auf Alltagsereignisse zyklisch oder biphasisch verlaufen. Ein Stressor treibt die Entzündungsaktivität beispielsweise bei unseren SLE- und Brustkrebspatientinnen nicht nur in die Höhe, sondern es kommt davor zunächst zu einem Abfallen der Entzündungsaktivität. Mit der herkömmlichen Herangehensweise in der klinischen Forschung sind derartige Ergebnisse aber nicht nachweisbar, da hier Mittelwerte von Daten verschiedener Personen gebildet werden. Dann werden statistische Korrelationsprüfungen vorgenommen, bevor überhaupt bekannt ist, wie sich die gemessenen Variablen zueinander dynamisch verhalten. Das kann zu inkonsistenten Ergebnissen führen, und die finden Sie in der üblichen klinischen Forschung sehr häufig.

Würden Sie sagen, dass ein Arzt oder ein Akupunkteur oder auch ein Geistheiler das Immunsystem beeinflussen kann, also einen Placebo-Effekt herbeiführen kann? Oder anders herum, dass er den Effekt seines eigenen Handelns verstärken oder abschwächen kann?

Es sind Placebo-Wirkungen bei jeglicher Form von Therapie möglich. In dem Moment, wo Beziehung zwischen zwei Menschen stattfindet, kann Placebo bei der Veränderung von immunologischen Prozessen eine Rolle spielen, gar keine Frage. Das finde ich auch wichtig in Bezug auf Laborforschung. Denn es wird immer gesagt, das sei hier alles so kontrolliert. Aber auch in der Laborforschung dürfte Beziehung eine größere Rolle spielen als gemeinhin angenommen. Wenn Sie jemanden in ein Labor geleiten, dort mit ihm etwas machen, um das Immunsystem gezielt zu verändern, dann haben Sie immer auch Beziehung in diesen Studien. Das heißt, es gibt immer einen Versuchsleiter, jemanden, der etwas mit Ihnen tut. Ich könnte mir gut vorstellen, dass auf diese Weise viel mehr passiert in einem Labor und nicht nur das, was so gewissenhaft kontrolliert wird.

Das meinte ich. Der Arzt hat einen Einfluss auf das Ergebnis, vielleicht nicht bewusst, vielleicht kann er es auch nicht steuern, aber ein Einfluss ist da.

Richtig. Oftmals ist so etwas gar nicht mal zu steuern, so ist es. Wir können in der Forschung nicht alles kontrollieren.

Haben Sie versucht, Muster herauszufinden, im Sinne von: Wenn ich mich so verhalte, löse ich bei meinen Patienten diese Reaktion aus, wenn ich es anders mache, eine andere?

Nein. Das ist nicht unser Forschungsbereich. Unser Forschungsbereich betrifft die Alltagsforschung. Mit unserem Design, das ich vorhin dargestellt habe, sammeln die Patientinnen über einen langen Zeitraum von ein bis zwei Monaten in Zwölf-Stunden-Abständen ihren Harn. Zusätzlich beantworten sie regelmäßig Fragebögen und werden regelmäßig interviewt. Was wir machen wollen, ist wirklich Alltagsforschung. Wir sehen die Patientinnen kaum, die leben ihr Leben und führen mehr oder weniger Tagebuch über ihr Leben und sammeln Urin über dieses Leben (zur Messung von Immunmarkern, Substanzen, die die Aktivität des Immunsystems anzeigen, Anm. d. Verf.). Wir versuchen dann, das Geschehen zu rekonstruieren, indem wir biochemische Messungen durchführen, indem wir die Fragebögen und Interviews auswerten und dann diese verschiedenen Bereiche des Lebens miteinander in statistische Beziehung über die Zeit bringen. Das ist Alltagsforschung. Wir sind – noch – nicht daran interessiert, die Beziehung zwischen zwei Menschen im Arzt-Patient-Kontext zu analysieren. Bei uns gehen die Menschen hinaus in ihre Welt und leben dort. Uns interessiert, inwieweit dieses Leben, dieses Erleben von Alltag Einfluss auf die Immunologie hat. Deswegen mussten wir auch so genau vorgehen und Faktoren mitberücksichtigen, die normalerweise nicht berücksichtigt werden.

Die Tatsache, dass die Leute Tagebuch führen, spielt aber auch schon eine Rolle.

Sie meinen, dass das bereits Effekte setzt?

Ja.

Absolut. Diese Studien, die wir durchführen, sind auch ein erster Zugang zur Therapie. Sowohl das ständige Beantworten von Fragebögen als auch die

Interviews haben sehr wohl eine strukturierende, positive Wirkung. Diese Interviews sind ja nicht nur diagnostische Interviews. Es lässt sich gar nicht vermeiden, damit auch therapeutische Effekte zu setzen. Das haben wir aber im Griff. Unsere Interviews werden alle aufgezeichnet, wir wissen, ob ein bestimmtes Interview eher belastend war für den Probanden oder entlastend. So können wir die Interviews unterschiedlich codieren und können wissenschaftlichen Nutzen daraus ziehen, indem wir schauen, wie die unterschiedlich erlebten Interviews sich auf das Immunsystem auswirken. Wir können sogar Aussagen treffen, die Ihre Frage zu Mustern in der Arzt-Patient-Beziehung betreffen. Wie wir als Untersucher wirken, können wir sehr wohl beantworten. Wir wissen aus unseren Ergebnissen, dass Interviews unterschiedlich erlebt werden und dann auch immunologisch entsprechend unterschiedlich wirken. Aber das sind Forschungsinterviews, es sind weder therapeutische Interviews noch einfach Interaktionen zwischen zwei Menschen. Diese Interviews haben einen besonderen Charakter, das muss man berücksichtigen.

Es gibt Hypnotherapeuten, die sich auf die Psychoneuroimmunologie berufen und behaupten, sie könnten durch Hypnose das Immunsystem beeinflussen. Was halten Sie davon?

Das ist absolut richtig. Es gibt außerordentlich viele Studien, wo der Einfluss von Hypnose auf das Immunsystem geprüft wurde, die Ergebnisse sind sehr konsistent. 2001 wurde eine Metaanalyse von Miller und Cohen veröffentlicht, die viele verschiedene Psychotherapie-Techniken untersucht haben, wie Konditionierung, Hypnose, das Sich-emotional-Öffnen durch Schreiben und Sprechen, Entspannungsverfahren und Stressmanagement. Alle Studien, die bis 2001 in den jeweiligen Bereichen veröffentlicht wurden, wurden dieser Metaanalyse unterzogen, und zwei Bereiche haben sich als konsistent herausgestellt: Was wirklich verlässlich Immunologie verändert, ist die Konditionierung des Immunsystems und die hypnotische Beeinflussung von Immunfaktoren. Das ist wirklich gesichert, da gibt es hinreichend Evidenz, dass die beiden Methoden wirksam sind.

Wie funktioniert die Konditionierung des Immunsystems?

Klassische Konditionierung ist ein aus der Lerntheorie bekanntes Verfahren, wie beispielsweise bei dem Experiment mit dem Pawlow'schen Hund. Die

Psychoneuroimmunologie hat ihren Ausgangspunkt 1975 genommen, als Robert Ader und Nicolas Cohen Immunkonditionierung nachwiesen. Sie haben Ratten auf eine sogenannte Geschmacksaversion hin konditioniert. Zunächst ließen sie die Tiere dursten. Dann gaben die Forscher ihnen Wasser mit Süßstoff und als konditionierenden Stimulus gleichzeitig eine Injektion mit Cyclophosphamid. Das ist ein schweres Zytostatikum, das zu außerordentlich starken Nebenwirkungen führt, wie Müdigkeit, Übelkeit und Erbrechen, wie wir es von der Krebstherapie kennen. Aber man weiß auch, dass dieses Medikament das Immunsystem unterdrückt. Nachdem sie die Tiere auf diese Geschmacksaversion konditioniert hatten, boten die Wissenschaftler ihnen wieder Saccharin-Wasser an und impften sie zusätzlich gegen Schafserythrozyten. Zweck war, dass die Ratten Antikörper gegen diese Schafserythrozyten bilden. Ader und Cohen konnten beweisen, dass das Saccharin-Wasser, das ursprünglich gepaart war mit Cyclophosphamid, jetzt plötzlich immunsuppressiv wirkte, ohne dass das Immunsuppressivum noch einmal gegeben werden musste. Das heißt, die Tiere haben nur Saccharin bekommen und konnten trotzdem nur sehr wenige Antikörper bilden. Das war der Beweis dafür, dass das Immunsystem lernt. Es lernt, den immunsuppressiven Effekt auf der einen Seite mit dem Saccharin auf der anderen Seite zu verbinden. So wie bereits die Glocke reicht, um den Speichelfluss beim Hund anzuregen, reichte bei den Ratten das Saccharin, um das Immunsystem zu unterdrücken. Das war ein sensationelles Ergebnis, das den Boden geebnet hat für die PNI.

Aber wie macht man das beim Menschen?

Genauso. Da gibt es Studien, wo man beispielsweise Brausebonbons mit Adrenalininjektionen gepaart hat. Das Adrenalin führt zu einem Anstieg der natürlichen Killerzellen-Aktivität. Das weiß man. Wenn man es subkutan spritzt, dann mobilisiert es die Killerzellen. Das sind sehr wichtige Abwehrzellen für virale Erkrankungen oder auch Krebserkrankungen. Sie reagieren sehr sensibel auf Stressoren. Wenn man das Adrenalin mit Brausebonbons paart, dann braucht man nach einigen Lerndurchgängen nur noch Brausebonbons zu geben, und die Killerzellen-Aktivität schießt in die Höhe.

Das ist dann aber ein echter Placebo-Effekt!

Das ist natürlich auch ein Placebo-Effekt. Placebo hat ja Effekte auf das Immunsystem. Man vermutet, dass das über die Veränderung von Entzündungsprozessen läuft. Denn man weiß, dass verschiedene Bereiche sehr konsistent auf Placebo ansprechen, nämlich Schmerz, Schwellung, Magengeschwüre und andere entzündliche Erkrankungen, Depression und Angst. Und all diese Bereiche sind mit Entzündung in Verbindung zu bringen, Depressionen sind auch entzündungsgetriggert, wie ich vorhin schon sagte. Man vermutet, dass das Placebo über diese Entzündungsreduktion wirkt, indem es Endorphine mobilisiert. Endorphine lindern Schmerz und hemmen Entzündungen. Das zeigte auch die klassische Studie von Levine von 1978, in der Placebo postoperative Schmerzen beseitigte. Verabreichte man aber das Anti-Endorphin Naloxon, wurde auch der Placebo-Effekt aufgehoben und der Schmerz blieb.

Die Grenzen verschwimmen teilweise, man kann Placebo nicht wirklich streng trennen von Therapien, die über die Psyche wirken. Das hängt miteinander zusammen.

Ja, so ist es, das ist ein ganz komplexer Vorgang. Auf der einen Seite gibt es zwischen Placebo-Wirkung und anderen Wirkformen Überlappungen, was die neurobiologischen Mechanismen betrifft. Auf der anderen Seite aber auch gemeinsame Strecken. Man weiß heute, dass das Immunsystem vegetativ innerviert ist. Man vermutet, dass die Wirkung von Hypnose auf die Immunaktivitäten über die Aktivierung des linken präfrontalen Kortex und über das vegetative Nervensystem verläuft. Der rechte präfrontale Kortex hat eher mit Immunsuppression, mit Verweigerung und mit Vermeidungsverhalten zu tun. Mit dem linken präfrontalen Kortex stehen wir sozusagen neugierig in der Welt, er ist für positive Affekte, Sprechen, Imagination, Suggestion, Kommunikation, Öffnung, Immunaktivität verantwortlich. Die Lateralisierung des Immunsystems ist ein sehr interessantes Gebiet in der Neurobiologie.

Nachgefragt bei **PROFESSOR DR. PAUL ENCK**
Medizinischer Psychologe und Forschungsleiter für Psychosomatische
Medizin und Psychotherapie des Universitätsklinikums Tübingen

Wie entsteht der Placebo-Effekt psychologisch gesehen?

Dabei spielen zwei Dinge mit. Das eine ist gelerntes Verhalten. Die Leute haben gelernt, dass nach der Einnahme von Medikamenten eine Besserung eintritt. Diese Lernerfahrung überträgt sich auf das Scheinmedikament. Dazu kommen die Rituale der Medizin, wie Anmeldung, Wartezimmer und die typische Ausstattung einer Praxis. Die Rituale können sich unterscheiden. In Italien etwa hängen die Ärzte überdimensionale Kopien ihrer Diplome und Auszeichnungen an die Wand, das tut man hier eher nicht. Hier erwarten viele Patienten dagegen den weißen Kittel. Eine saloppe Kleidung oder allzu lockeres Auftreten des Arztes würde auf sie wenig vertrauenerweckend wirken.
Das zweite ist die Erwartungsreaktion. Dabei entsteht schon im Vorfeld der Behandlung die Reaktion, die eigentlich erst durch die Behandlung angestoßen werden sollte. Das erklärt, warum sich beispielsweise Zahnschmerzen schon legen, wenn der Patient vor der Tür des Zahnarztes steht. Was Schmerzen angeht, weiß man inzwischen recht gut, was da passiert: Die Erwartung der Behandlung regt die Ausschüttung körpereigener, schmerzstillender Opioide, das sind opiumähnliche Substanzen, im Gehirn an.
Wahrscheinlich wirken beide Mechanismen zusammen, der Lerneffekt und die Erwartung; bei einem Menschen ist der eine ausgeprägter, beim anderen Menschen der andere.

Wie kann der Arzt den Placebo-Effekt unterstützen?

Indem er seinem Patienten Zuwendung gibt. Dabei spielt schon allein die Häufigkeit des Kontaktes zwischen Arzt und Patient eine Rolle. In klinischen Studien schickt man die Patienten nicht einfach mit einer Packung Tabletten nach Hause, sondern bestellt sie einmal pro Woche in die Praxis. Zusätzlich rufen Praxisangestellte die Versuchsteilnehmer zwischen den Terminen zu Hause an, um nachzufragen, wie sie das Mittel vertragen und ob sie es nach Vorschrift einnehmen. Das treibt in Studien den Placebo-Effekt in die Höhe. Je mehr Kontakte stattfinden, desto stärker ist der Placebo-Effekt. Das kann dazu führen, dass die Differenz der Wirkung zwischen Placebo und Medikament schrumpft, Medikamente also kaum noch einen Vorteil gegenüber einem Scheinmedikament aufweisen.

Würde man die Ärzte besser für die Anamnese bezahlen, das heißt für die Zeit, die sie der Krankengeschichte ihres Patienten widmen, würden auch Medikamente besser wirken. Man müsste die normale Arzt-Patienten-Beziehung so gestalten wie in klinischen Studien. Zurzeit dauert ein Arztgespräch hierzulande durchschnittlich nur drei Minuten, weil die Ärzte für das Gespräch kaum honoriert werden. Der wirtschaftliche Druck ist zu hoch, der Arzt kann sich die nötige Zeit nicht mehr nehmen.

Die Aufmerksamkeit ist aber wichtig. Ein Arzt, der nebenbei auf seinem Computerbildschirm liest, während der Kranke seine Beschwerden schildert, oder der zwischendurch rausgeht, verunsichert sein Gegenüber. Auch manuelle Untersuchungen und die damit verbundene körperliche Nähe erhöhen den Placebo-Effekt. Das ist sicherlich einer der Gründe, warum Akupunktur wirkt. Die individuelle Zusammenstellung der Arznei, wie in der Homöopathie, trägt ebenfalls dazu bei, dass sich der Kranke angenommen fühlt. Er bekommt Mittel, die genau auf seine persönlichen Beschwerden abgestimmt sind und nicht auf standardisierten Leitlinien beruhen.

Gibt es bestimmte Persönlichkeitsmerkmale, die den Placebo-Effekt abschwächen beziehungsweise verstärken?

Nein, es gibt keine bestimmten Charaktereigenschaften, die den Effekt beeinflussen. Wir sind alle Placebo-Persönlichkeiten.

Darf der Arzt schummeln?

Nein! Das ist inakzeptabel. Früher gaben Ärzte ihren Patienten ein Rezept mit, auf dem irgendein für Laien unverständlicher, lateinischer Name stand. Der Apotheker wusste dann, dass es sich um ein Placebo handelt, der Kranke nicht. Auch heute geben 50 Prozent der Ärzte an, dass sie hin und wieder Placebo verschreiben, ohne ihren Patienten zu informieren. Ich halte das für ethisch nicht vertretbar. Es gibt Ärzte, die ihren Patienten offen sagen, dass sie ein Scheinmedikament verordnen, das ist akzeptabel. Dieses Placebo wirkt übrigens trotzdem!

Im Rahmen von Studien sieht es anders aus. In diesem Fall wissen die Teilnehmer zwar nicht, ob sie ein Placebo erhalten, sie werden aber über diese Möglichkeit aufgeklärt.

Seit einigen Jahren beschäftigt sich die Forschung verstärkt mit dem Placebo-Effekt. Damit kursiert dieses Thema auch häufiger in den Medien. Können Sie sich vorstellen, dass das zunehmende Bewusstsein über das Placebo-Phänomen in den Köpfen der Menschen den Effekt verhindert?

Das weiß ich nicht. Wir leben im Zeitalter der Medizin der Aufklärung. Menschen, die ernsthaft krank sind, werden sich immer um ihre Heilung bemühen. Die Befürchtung, statt einer echten lediglich eine Scheinbehandlung zu erhalten, könnte allerdings auch dazu beitragen, dass Kranke nicht zum Arzt gehen. Denkbar wäre auch eine Art Resistenz gegen den Placebo-Effekt, so wie wir das von echten Medikamenten, wie Antibiotika, kennen.

Man muss aber ganz klar sehen, dass Placebos nicht heilen. Sie lindern nur die Symptome. Placebos haben bisher noch keine einzige schwere Krankheit geheilt. Es kann zu einer Spontanheilung kommen, das hat aber vermutlich nichts mit dem Placebo-Effekt zu tun. Für Selbstheilung oder Spontanheilung gibt es keine Erklärung. Dazu sind bisher zu wenige Fälle dokumentiert. Weltweit gibt es vielleicht ein paar hundert Fälle von gut dokumentierten Spontanheilungen.

Nachgefragt bei **PROFESSOR DR. MANFRED SCHEDLOWSKI**
Direktor des Instituts für Medizinische Psychologie und
Verhaltensimmunbiologie am Universitätsklinikum Essen

*Lässt sich der Placebo-Effekt eigentlich streng von einer Selbst- oder
Spontanheilung abgrenzen? Die werden doch auch von irgendeinem Impuls
angestoßen.*

Wir können zwar den Placebo-Effekt inzwischen einigermaßen eingren-
zen, und wir wissen, mit welchen Mechanismen wir es dabei zu tun haben.
Selbstheilung ist aber gar nicht zu fassen und nicht zu definieren. Insofern kann
man da keinen Vergleich ziehen. Aber sicherlich werden ähnliche Prozesse
damit gemeint sein. Wenn ich vom Placebo-Effekt spreche, versuche ich zu ver-
deutlichen, was da passiert, indem ich sage, es ist die Aktivierung der körpereigenen Apotheke, die da stattfindet. Insofern geht es in die Richtung
Selbstheilung. Der Organismus hat diese Möglichkeiten, bestimmte Störungen
oder Erkrankungen in einem gewissen Maße selbst zu heilen, sich wiederherzustellen.

*Die Placebo-Forschung ist inzwischen ein recht großer Forschungsbereich.
Beschränkt sich das auf einzelne, isolierte Studien oder hat man da schon
irgendeine Synthese gefunden aus diesen einzelnen Erkenntnissen?*

Man ist dabei, so langsam diese Einzelerkenntnisse zusammenzufassen.
Wir kennen den Placebo-Effekt aus drei großen Bereichen. Der eine Bereich
sind die sogenannten klinischen Studien, wo mit großen Patientenkollektiven
gearbeitet wird und wo man versucht, die Wirkungsweise eines Medikamentes
oder einer Behandlung zu dokumentieren. Es ist Pflicht, ich glaube seit ungefähr 15 Jahren, das immer gegen ein Placebo zu testen. Das ist eine Routine.
In diesem Rahmen hat man bei den unterschiedlichsten Störungsbildern und
unterschiedlichsten Wirkstoffen gemerkt, dass eine sogenannte unspezifische
Wirkung auftritt, die den Placebo-Effekt ausmacht. Sie macht manchmal nur
10 Prozent oder 15 Prozent der Behandlungswirkung aus, aber manchmal
auch mehr, das geht bis zu 50, 60, 70 Prozent der Medikamentenwirkung.
Der zweite Bereich ist die praktische Medizin, die klinische Medizin.
Insbesondere erfahrene Ärztinnen und Ärzten kennen den Placebo-Effekt.

Manche sagen ganz klar: „Ich setze das sowieso ein, ganz gezielt, bei bestimmten Patienten oder bestimmten Störungsbildern. Das hilft den Leuten."

Geben diese Mediziner den Patienten tatsächlich eine Packung Tabletten, in denen nichts drin ist?

Auch das. Es kann auch so weit gehen. Oder sie nehmen echte Medikamente in solch geringen Dosierungen, dass diese praktisch nichts bewirken dürften, aber wo die Patienten doch einen Vorteil haben und eine Symptomlinderung erfahren. Es gab Ende 2008 eine Umfrage in den USA bei praktischen Medizinern, in der ungefähr 50 bis 60 Prozent der Mediziner gesagt haben, dass sie regelmäßig Placebo-Behandlungen einsetzen. Natürlich findet das anonymisiert statt, weil es rein rechtlich gar nicht sein darf. Der Arzt hat grundsätzlich eine Aufklärungspflicht. Insofern ist es natürlich ethisch fragwürdig, wenn man so etwas macht, aber in der Medizin gilt dann oft das Motto „Wer heilt, hat recht". Darauf berufen sich die Kollegen dann auch.

Der dritte Bereich existiert seit ungefähr zehn Jahren, das sind die grundlagenwissenschaftlichen Ansätze, die jetzt herauszufinden versuchen, wie der Placebo-Effekt eigentlich funktioniert, neurobiologisch betrachtet. Auf diesem Gebiet werden jetzt so langsam die Daten zusammengetragen, so dass man zumindest ein grobes Bild bekommt, wie Placebo wirkt. Wir wissen jetzt aus diesen Untersuchungen, dass der Placebo-Effekt über zwei grundsätzliche Mechanismen gesteuert zu werden scheint. Zum einen ist es die Erwartungshaltung, die Patienten bezüglich der Wirkung einer Behandlung oder der Wirkung eines Medikamentes haben. Diese läuft über kognitive Faktoren, wie wir es nennen, das heißt, mentale Prozesse, die im Gehirn im präfrontalen Kortex lokalisiert sind. Man weiß es deshalb, weil bei Menschen, bei denen die kognitiven Fähigkeiten, also der ganze Denkapparat, gestört ist, beispielsweise Alzheimerpatienten oder auch schwerst depressive Menschen, auch der Placebo-Effekt nicht funktioniert. Das ist der eine Mechanismus. Hier zeigt die Datenlage, dass, grob interpretiert, subjektive Prozesse aktiviert werden, wie beispielsweise die Schmerzwahrnehmung. Der zweite Mechanismus läuft über assoziative Lernprozesse oder Konditionierungsprozesse, so ähnlich wie beim Pawlow'schen Hund. Das ist der zweite große Wirkmechanismus, der den Placebo-Effekt verantwortet. Über den Konditionierungsprozess lassen sich eher autonome Funktionen beeinflussen, die eigentlich gar nicht steuerbar sind, wie beispielsweise die Ausschüttung von Hormonen oder das körpereigene Abwehrsystem.

Solche Effekte, wie etwa bei der Konditionierung der Ratten im Experiment von Robert Aden, bei denen das Zuckerwasser dann schon genügt, um die Immunaktivität zu bremsen, lassen sich doch dann ohne Weiteres unter „Placebo-Effekt" subsumieren?

Ja, ganz genau. Das ist eine Konditionierung der Immunfunktion. Wir forschen auch an den Immunfunktionen und sehen das mittlerweile als Teilaspekt der Placebo-Forschung.

Wie sieht es aus mit Behandlungsmethoden, die rein auf einem Glauben beruhen, seien es christliche Gebete und Fürbitten oder Methoden wie Bachblüten, Reiki oder Kristalle? Den Menschen, die daran glauben, helfen diese Dinge, es hat aber zuvor keine Konditionierung stattgefunden. Ich würde die Wirkung trotzdem als Placebo-Effekt bezeichnen, wie sehen Sie das?

Das würde ich auch so interpretieren. Da haben wir eine Erwartungshaltung. Ich erwarte, dass mir die Bachblüten helfen, ich weiß auch genau, was die bei mir bewirken sollen, vielleicht eine Beruhigung oder besseren Schlaf oder was auch immer. Diese Erwartung verändert dann im Gehirn unterschiedliche Neurotransmittersysteme. Da spielt insbesondere das dopaminerge System eine Rolle. Und dann setzt die erwartete Wirkung auch ein. Mittlerweile kann man zumindest über den Placebo-Effekt die Wirkungsweise dieser nicht pharmakologischen Interventionsmaßnahmen erklären. Viele Kollegen sehen so auch die Wirkungsweise homöopathischer Mittel. Das ist der Wirkungsgrad, den wir auch von der Placebo-Antwort kennen. Ich kenne keine Untersuchung, die zeigt, dass die homöopathische Behandlung besser wirkt als Placebo. Es gibt sowieso nur wenige Studien, die das genau kontrolliert haben. Aber diese wenigen Studien belegen, dass es keinen Unterschied gibt zwischen dem Placebo-Effekt und der homöopathischen Behandlung, so dass sie für mich im Prinzip gleichzusetzen sind. Das ist aber nichts Schlimmes. Früher hat man in der Medizin gesagt: „Das ist ja nur ein Placebo-Effekt." Gott sei Dank findet langsam ein Umdenken statt, und viele Kollegen sagen: „Nur Placebo-Effekt? Wenn wir damit 30, 40, 50 Prozent der Wirkung erreichen, wären wir schön blöd, wenn wir ihn verschenken. Versuchen wir doch besser, ihn zu nutzen."

Sie haben einmal an anderer Stelle gesagt, dass man versucht, die Erkenntnisse, die man aus der Placebo-Forschung hat, gezielt einzusetzen. Wie weit ist diese Umsetzung gediehen? Ich spreche jetzt nicht von Ärzten, die unabhängig voneinander Placebos einsetzen.

Es gibt im Prinzip schon mehrere Möglichkeiten, wie man diese Erkenntnisse umsetzt. Das eine ist, dass man dem Patienten ein Medikament in die Hand drückt und ihm sagt, es würde beispielsweise gegen seinen Bluthochdruck helfen, obwohl es nur eine Zuckerkugel ist. Das darf man nicht machen, das ist ethisch nicht gerechtfertigt, es widerspricht auch der ärztlichen Aufklärungspflicht. Aber man kann diese Konditionierungsmechanismen nutzen und Konditionierungsprotokolle entwickeln. Hier kann man dem Patienten schon sagen, dass zum Beispiel nur in jeder zweiten Pille ein Wirkstoff steckt, und dass er sie zusammen mit dem konditionierenden Reiz nehmen muss – das kann beispielsweise ein neuer Geschmacksreiz sein – und dass die Wirkung wahrscheinlich genauso groß ist, wie wenn er jedes Mal die Pille nimmt. So lässt sich die Medikamentendosierung um 50 Prozent reduzieren. Das ist die eine Möglichkeit. Die andere, wesentlich einfachere Möglichkeit, das Placebo praktisch in der Medizin zu nutzen, ist der Arzt selbst. Wir haben heute gelernt, dass die Ärztin oder der Arzt selbst als Placebo wirkt. Das bedeutet, dass die Interaktion zwischen Arzt und Patient, die Art, wie der Arzt sich mit dem Patienten unterhält, wie er ihn aufklärt, wie er ihn annimmt, eine Riesenauswirkung haben kann auf den Erfolg einer Behandlung oder einer Medikation. Wenn wir den Ärztinnen und Ärzten, vor allem den jüngeren, beibringen, wie das funktioniert, wie man die Kommunikation gestaltet im ärztlichen Gespräch, wie man die Compliance beim Patienten (Compliance ist die Bereitschaft des Patienten, den ärztlichen Anweisungen zu folgen, Anm. d. Verf.) erhöht, dass man sich ihm zugewandt verhält, dass man ihn ernst nimmt, dass man ihn eben nicht in anderthalb Minuten Gespräch abfertigt und ihm anschließend eine Packung Blutdruckmittel über den Tisch schiebt, dann lässt sich dieser Teil des Placebo-Effekts relativ leicht erzielen. Da gibt es schöne Untersuchungen, die deutlich dokumentieren: Diejenigen Patienten, deren Arzt sehr freundlich und ihnen zugewandt war, profitierten am besten von der Behandlung, im Vergleich zu denen, die zwar die gleiche Behandlung erhielten, aber denen sich der Arzt nicht zugewandt hat. Das ist die Möglichkeit, die wir jetzt schon in der Behandlung von Patienten im Alltag einsetzen können.

Es gibt Erkrankungen, Brustkrebs zum Beispiel, bei denen die Patientinnen psychotherapeutisch begleitet werden. Werden davon tatsächlich die Krebszellen weniger, mal einfach ausgedrückt, oder leben die Menschen nur besser mit ihrer Krankheit?

Das ist eine schwierige Frage. Es gibt bei diesen Tumor-Studien, die der Frage nachgingen, ob solche Interventionen das Tumorwachstum und die Mortalitätsrate beeinflussen, zurzeit eine Patt-Situation, das heißt, von den Studien, die man guten Gewissens heranziehen kann, findet ungefähr die Hälfte einen Effekt. In dieser Hälfte hatten solche Interventionen, ob das Entspannungstechniken waren oder Psychotherapie im weitesten Sinne, einen Einfluss auf das fortschreitende Wachstum des Tumors und in einigen Studien tatsächlich auch auf die Mortalitätsrate, die Sterberate. Diese ist in der Medizin nun mal das härteste Datum, das wir kennen. Die andere Hälfte der Studien aber zeigt keine Effekte solcher Interventionen, da hatten diese keine Wirkung auf die Metastasierung oder die Überlebensrate der Patienten. Diese fühlten sich zwar besser, aber die körperlichen Prozesse, das Tumorwachstum, blieben davon unberührt. In diesem Bereich herrscht im Moment große Unsicherheit darüber, wie das zusammenhängt, auch unter den Wissenschaftlern, die sich damit sehr intensiv auseinandersetzen. Es gibt aber auch ganz wenige placebokontrollierte Studien mit Tumorpatienten, ganz einfach, weil das unverantwortlich wäre. Wenn man sieht, dass ein Medikament gut anschlägt, muss man die Placebo-Kontrolle aus ethischen Gründen sofort beenden.

Klar, Sie können nicht riskieren, dass die Menschen sterben, wenn ihnen geholfen werden kann.

Eben. Wenn ein Mittel gegen Heuschnupfen getestet wird, ist das weniger dramatisch. Aber bei solch schwerwiegenden Erkrankungen geht das nicht.

Würden Sie Ihrem Kollegen Paul Enck zustimmen, wenn er sagt, dass Placebo noch keine schwere Krankheit geheilt hat, sondern nur die Symptome lindert?

Da hat Herr Enck völlig recht. Es geht, wie bei der Medikation auch, darum, die Symptome zu reduzieren. Dieses Problem haben Sie bei allen chronischen Erkrankungen. Dazu gehören sehr viele Krankheiten, denken Sie nur an die chronischen Autoimmunerkrankungen wie Rheuma, Lupus erythematodes, Multiple Sklerose, die ganzen entzündlichen Darmerkrankungen wie Morbus Crohn, Colitis ulcerosa. Da machen die Medikamente aber auch nichts anderes. Sie heilen die Krankheit nicht, sie lindern nur die Symptome. Das gilt auch für den Placebo-Effekt. Dass der Placebo-Effekt richtig die Krankheit kuriert, das kommt eher bei akuten Erkrankungen vor, nicht bei den chronischen. Das ist ganz klar. Ein vielleicht wichtiger Aspekt: Viele sehen es in dieser Entweder-Oder-Perspektive. Wir sehen es mittlerweile anders. Wir sehen es so, dass das Placebo erstens ein schönes Werkzeug ist, um die Interaktion zwischen unserem Gehirn und unserem Körper zu untersuchen beziehungsweise zwischen den unterschiedlichen Organen und Organsystemen. Da betrachten wir das Placebo von der wissenschaftlichen Seite her als Forschungswerkzeug. Auf der anderen Seite, wenn man jetzt in die klinische Anwendung geht, dann geht das Denken der Kollegen, die sich damit beschäftigen, ganz klar dahin, dass sie sagen: Wir wollen nicht das Medikament durch den Placebo-Effekt ersetzen, sondern es geht um eine vernünftige Verbindung zwischen dem pharmakologischen Effekt oder einer Operation oder einer anderen Behandlung und diesem Placebo-Effekt. Denn wenn wir das nicht tun, verschenken wir 20 oder auch 50 Prozent des Wirkungsspektrums. Es geht darum, herauszufinden, wie man das Wissen um den Placebo-Effekt am besten nutzt, um ihn gewinnbringend für die Patienten einzusetzen. In der Kombination mit der pharmakologischen Therapie oder einer anderen Behandlung. Das ist das Ziel. Um dahin zu kommen, brauchen wir noch ein paar Jahre, vielleicht zehn Jahre, vielleicht eine ganze Generation, aber es gibt vielsprechende Zeichen, dass uns das gelingen kann. Wir können den Wirkstoff reduzieren, die Konditionierung, das heißt den Placebo-Effekt, dazuschalten und haben trotzdem eine Maximierung der therapeutischen Effekte.

Sie würden also auch ausschließen, dass ein reines Placebo einen Krebs stoppt?

Das würde ich grundsätzlich ausschließen. Obwohl wir das Phänomen der Spontanremission kennen in der Tumorbiologie. Kein Mensch kann erklären, woher sie kommt, es mögen im weitesten Sinne psychische Einflüsse eine Rolle dabei spielen, aber ich würde es zunächst nicht in den Zusammenhang mit Placebo stellen. Hier muss man sich davor hüten, falsche Hoffnungen bei den Patienten zu wecken.

Heiler, Hexen, Handaufleger

Ein Streifzug durch die Geschichte der Medizin in Europa

Wenn Arthur Shapiro sagte, die gesamte Geschichte der Medizin sei die Geschichte des Placebo-Effektes, so meinte er damit, dass die beiden untrennbar miteinander verbunden sind. In der gesamten Geschichte ist ein Gutteil der Heilungen einem Placebo-Effekt geschuldet. In der Vergangenheit dürfte der heilsame Schein sogar noch eine größere Rolle gespielt haben als heute. Denn statistische Wirksamkeitsnachweise sind eine relativ neue „Erfindung" der Medizin. Lange Zeit basierte die Heilkunst auf Erfahrungen, Annahmen und Konzepten, die kaum überprüft wurden beziehungsweise mit den Methoden ihrer Zeit gar nicht überprüfbar waren. Gegen viele Krankheiten existierte kein Heilmittel, der Arzt behandelte sie, wie es dem Konzept der jeweiligen Epoche entsprach.

Aber auch wenn so manche Rezeptur und so manche Therapiemaßnahme heute als unwirksam oder schädlich eingestuft würden, war nicht alles falsch, was die alten Heilkundler machten. So manche Kräutermedizin, die bereits Nonnen und Mönche im Mittelalter verwendeten, gehört auch heute noch zum therapeutischen Spektrum. Und auch heute noch gibt es Methoden, deren Wirksamkeit sich – zumindest bisher – nicht wissenschaftlich nachweisen ließ, die aber trotzdem ihre Anhänger haben. So schwören viele Menschen auf Bachblüten oder Homöopathie, obwohl deren Wirkmechanismus schulmedizinisch nicht zu erklären ist. Hardliner unter den Schulmedizinern lehnen solche Alternativmethoden als Humbug ab, tolerantere Ärzte verwenden sie als zusätzlichen Therapiebaustein, auch wenn sie nicht verstehen, warum sie helfen. Für den Patienten ist es letzten Endes nebensächlich, ob Globuli und Tropfen helfen, weil er das von ihnen erwartet, oder ob sie kraft ihrer chemischen Zusammensetzung wirken. Das dürfte früher kaum anders gewesen sein. Manche Rezepturen der Antike und des Mittelalters wirkten aufgrund ihrer Ingredienzen, andere vielleicht auf eine Weise, die wir nicht verstehen oder noch nicht verstehen. Ein weiterer Teil der gelungenen Heilungen beruhten auf einem Placebo-Effekt und ein vierter Teil einfach auf dem Zufall, das heißt, der Patient wäre auch ohne Behandlung genesen.

Die Grenze zwischen wissenschaftlich anerkannter, sogenannter evidenzbasierter Medizin und dem, was wir heute alternative oder gar dubiose

Heilverfahren nennen würden, verlief lange Zeit fließend. Im 16. Jahrhundert galten Quacksalber und Arzt als Synonym. Sicher wussten die Menschen, dass ein Arzt eine akademische Ausbildung genossen hatte, während der „Quacksalber" nach Volkswissen und seiner eigenen Erfahrung praktizierte. Bestenfalls hatte er ein abgebrochenes oder nicht anerkanntes Studium hinter sich. In der Wertschätzung gab es jedoch kaum Unterschiede. Ebenso wenig gab es eine Unterscheidung in „Schulmedizin" und „Naturheilkunde", diese entstand erst viel später. Vielmehr existierten viele Meinungen und Moden in der Medizin nebeneinander, was in „Insiderkreisen" immer wieder zu hitzigen Debatten führte, den Patienten aber im Grunde gleichgültig war. Ihnen war es wichtig, dass ihnen geholfen wurde.

DIE VIERSÄFTELEHRE

Die antike Vorstellung der vier essenziellen Körpersäfte, die vor allem von dem griechischen Arzt Hippokrates und seinen Schülern begründet wurde, hielt sich vom 5. Jahrhundert v. Chr. hinweg bis ins 18./19. Jahrhundert hinein, obwohl sie eher ein Erklärungsmodell darstellte für die Entstehung von Krankheiten, als dass sie das Ergebnis einer nach heutigen Kriterien wissenschaftlichen Erkenntnis war. Diese Viersäftelehre, auch Humoralpathologie genannt, beruht auf den vier Elementen Feuer, Luft, Wasser, Erde. Da alles in den Natur aus diesen vier Grundelementen besteht, müsse, so die Theorie, auch der Mensch daraus bestehen. Beim Menschen treten danach die Elemente als die vier Säfte Blut, Schleim, gelbe und schwarze Galle auf. Kommt das Gleichgewicht zwischen diesen vier Säften durcheinander, wird der Mensch krank.

Auch Galenos von Pergamon, ebenfalls ein griechischer Arzt und besser bekannt unter der Kurzform Galen, vertrat diese Auffassung. Er wurde im zweiten Jahrhundert n. Chr., gut 400 Jahre nach Hippokrates, geboren. Galens Schriften galten bis über das 17. Jahrhundert hinaus als Grundlage für das medizinische und pharmazeutische Studium. Der antike Mediziner, der am Hof des römischen Kaisers Mark Aurel arbeitete und vor allem verwundete Gladiatoren, aber auch die Kaiserfamilie behandelte, beschäftigte sich intensiv mit Anatomie. Da die Sezierung menschlicher Leichen aber tabu war, hielt er sich an Tiere. Falsche Rückschlüsse auf Körperbau und -funktionen des Menschen waren damit unausweichlich. Durch die Behandlung der Gladiatoren, die im heutigen Sinn Hochleistungssportler waren, konnte Galen jedoch das Muskel- und Gelenksystem des Menschen sehr genau studieren.

Was dieses Gebiet angeht, gab er wichtiges und richtiges anatomisches Wissen weiter.

Trotz Galens Wissenslücken und Irrtümern zweifelte lange Zeit niemand an seinen Theorien. Die Lehre von der Zubereitung von Medikamenten, die Galenik, ist ebenfalls nach Galen benannt. Tatsächlich entwickelte er Arzneimittel, hauptsächlich Abführ-, Brech- und Entwässerungsmittel in unterschiedlichen Wirkstärken und Kombinationen, um das Gleichgewicht der vier Säfte wiederherzustellen. Die vier Säfte ordnete er außerdem vier Grundcharakteren zu: das Blut dem warmherzigen, gelassenen Sanguiniker und den feuchten, kalten Schleim dem ruhigen, bequemlichkeitsliebenden Phlegmatiker. Der zur Schwermut neigende Melancholiker wird von der trockenen und kalten schwarzen Galle bestimmt, und der temperamentvolle, aber auch aufbrausende Choleriker steht unter dem Einfluss der trockenen und warmen gelben Galle. Die Typenzuordnung eines Patienten bildete ein Kriterium bei der Diagnose von Erkrankungen und deren Behandlung. Der Melancholiker galt demnach als besonders anfällig für Lepra, die man sich als Übermaß an schwarzer Galle erklärte. Entsprechend dem jeweiligen Temperament galt es, bestimmte Nahrungsmittel zu meiden und andere zu bevorzugen, um die Säfte im Lot zu halten.

Die Theorie des Galen von Pergamon war nach heutigen Maßstäben medizinisch wertlos. Die Praxis, die sich daraus ergeben hat, funktionierte aber in manchen oder vielleicht sogar vielen Fällen. So sollten kühlende und trocknende Mittel gegen Durchfall und bestimmte Formen von Fieber helfen, Schmerzen lindern und den Schlaf fördern. Zu diesen Mitteln zählten Opium, Bilsenkraut und Schierling, allesamt starke Rauschmittel, die in niedriger Dosierung aber auch helfen können. Opiate werden immer noch für hoch wirksame Schmerzmittel genutzt, Bilsenkraut in Medikamenten gegen Krämpfe, trockenen Husten, Ohrenschmerzen und zur Beruhigung. Schierling ist so giftig, dass er einen Menschen schon in relativ niedriger Dosis töten kann. Er kommt wegen der schwierigen Dosierung in modernen Medikamenten nicht mehr vor. Bei Erkältung, die nach seiner Einteilung zu den kaltfeuchten Krankheiten zählte, empfahl Galen warme, trockene Mittel, um den Schleim zu bremsen. In die Kategorie „trockene, wärmende Pflanzen" fielen zum Beispiel Thymian und Melisse. Auch diese Pflanzen beziehungsweise Extrakte daraus finden sich bis heute in Erkältungsmitteln. Andere von Galen entwickelte Praktiken dagegen, wie etwa der Aderlass, dürften eher selten geholfen haben.

In Galens Lehre flossen Vorstellungen und Erkenntnisse aus Persien und dem arabischsprachigen Raume ein, wo der Astrologie traditionell ein hoher Stellenwert zukam. Sie galt als Wissenschaft, zwischen der heutigen Astronomie und Astrologie bestand noch kein Unterschied. Dahinter stand der Glaube, dass der Mikrokosmos Mensch eng mit dem Makrokosmos, der Natur und dem Universum, verbunden ist und diesen widerspiegelt. Demnach musste der Arzt auch Sternenkonstellationen und Mondphasen berücksichtigen, um seinen Patienten und dessen Krankheit zu verstehen und angemessen zu behandeln. Die Sonne etwa stand für Herz, Kreislauf und Lebenskraft, der Mond für Fruchtbarkeit und die weiblichen Geschlechtsorgane, Mars für Muskeln und männliche Geschlechtsorgane. Das Geburtshoroskop des Patienten gab Aufschluss über seine Konstitution. Widder beispielsweise neigten in der Astrologie zu Migräne, Kopfschmerzen und Schlaganfall, Löwen zu Herz-Kreislauf-Erkrankungen und Steinböcke zu Rheuma. Die einzelnen Einflüsse verknüpfte der Arzt, wie es Astrologen auch heute noch tun, bewertete sie und erstellte einen entsprechenden Behandlungs- und Diätplan.

Generell maß Galen der Ernährung eine hohe Bedeutung zu, eine Präventionsmaßnahme, die heute durchaus noch Gültigkeit hat. Übermaß, sei es beim Essen, Trinken oder Schlafen, war zu vermeiden. Zu Galens Theorien gehörte die der asiatischen Vorstellung des Chi oder Energieflusses ähnelnde Lebenskraft, die Physis, die über die Gefäße den ganzen Körper durchströmt und dafür sorgt, dass die Organe funktionieren. So steuert die Physis beispielsweise im Gehirn die Empfindungen und im Herzen die Körperwärme.

Auch Galens Vorstellung vom menschlichen Blutkreislauf galt lange Zeit als unumstößlich, obwohl sie grundverkehrt war. Er wusste zwar schon, dass Blut die Organe mit Nährstoffen versorgt, aber dass das Herz die zentrale Rolle im Kreislauf spielt, erkannte er noch nicht. Leber und Lunge räumte er einen höheren Stellenwert ein.

Der antike Arzt glaubte, das Blut wird aus der Nahrung gebildet und Nahrungsüberschüsse in Galle verwandelt. Schweiß erklärte er sich als verbrauchtes Blut beziehungsweise dessen Abbauprodukte. Damit einher ging die Vorstellung, dass sich Galle, Abfallstoffe und Gifte im Blut anhäufen, weshalb irgendwann zwangsläufig ein Überschuss an „schlechtem" Blut den Organismus krank machte. Noch im 15. Jahrhundert brachte Paracelsus, eigentlich ein scharfer Kritiker der Viersäftelehre und der Erste, der sie ernsthaft angriff, diesen Gedanken folgendermaßen auf den Punkt: „Wo die Natur einen Schmerz erzeugt, dort will sie schädliche Stoffe ausleeren. Und wo sie dies nicht selbst fertig bringt, dort mach' ein Loch in die Haut und lasse die schädlichen Stoffe heraus."

ADERLASS ALS UNIVERSELLES HEILMITTEL

Eines der klassischen Mittel, um die „schädlichen Stoffe" herauszulassen, war der Aderlass. Er galt bei nahezu sämtlichen Krankheiten als probate Maßnahme, um den Körper zu reinigen und damit zu heilen. Er sollte unter anderem Fieber senken, Schmerzen lindern, Entzündungen bekämpfen und sogar die Pest vertreiben. Wer sich seine Gesundheit etwas kosten ließ, ging schon vorbeugend regelmäßig zum Aderlass oder der Hämodilution, wie er in der Fachsprache heißt. Teilweise wurde den Kranken mehr als ein Liter Blut abgenommen, heute ist klar, dass sie ein solcher Aderlass eher schwächte, als dass er ihnen irgendetwas genützt hätte. Zum Vergleich: Bei einer Blutspende entnimmt der Arzt höchstens einen halben Liter, und dies von kerngesunden Menschen. Auch nachdem der englische Arzt William Harvey im Jahr 1628 den geschlossenen Blutkreislauf entdeckt hatte und klar war, dass sich das Blut selbst auffrischt, erfreute sich der Aderlass weiterhin großer Beliebtheit. Der berühmte deutsche Arzt Christoph Wilhelm Hufeland, der „Medikus", wie es damals hieß, am Weimarer Hof war und so illustre Patienten wie Johann Wolfgang von Goethe, Friedrich Schiller, Johann Gottfried Herder und Christoph Martin Wieland behandelte, wandte den Aderlass noch Ende des 18. Jahrhunderts an. Ebenso der Leibarzt Kaiser Leopolds II., der seinen Patienten 1790 mittels zu häufiger Aderlässe umgebracht haben soll. Dies mutmaßte zumindest sein Zeitgenosse Samuel Hahnemann, der Begründer der Homöopathie. Der Tod des US-amerikanischen Präsidenten George Washington neun Jahre später könnte ebenfalls einem allzu großzügigen Aderlass geschuldet sein. Washington litt an einer Kehlkopfentzündung, die sein Arzt angeblich mit einer Blutentnahme von anderthalb Litern zu lindern hoffte.

Wie sehr die Hämodilution kultiviert wurde, zeigen unter anderem die mittelalterlichen Abbildungen der sogenannten Aderlassmännchen oder Tierkreismännchen. Dabei handelt es sich um Zeichnungen des menschlichen Körpers, auf denen diejenigen Punkte markiert sind, die sich je nach Krankheit und Zeitpunkt besonders für eine Blutabnahme eignen. Zu den medizinischen Regeln kamen noch eine Reihe astrologischer Kriterien ins Spiel, die sich ebenfalls von der Antike ausgehend weiterentwickelten. Astrologie stand zwar im Widerspruch zur christlichen Lehre, in deren Konzept Gott an die Stelle des Makrokosmos getreten war, und wurde dementsprechend von der Kirche abgelehnt. Das hinderte aber weder Laien- noch klerikale Heiler daran, in Sachen Aderlass die Sterne zu berücksichtigen. So waren auf Aderlassmännchen zwölf Zonen eingezeichnet, die jeweils einem Tierkreis entsprachen. Den Kopf „regierte" das Sternzeichen Widder, das erste Zeichen des Tierkreises, Fische, das letzte Zeichen, stand für die Füße. Ein Aderlass an einem Körperteil, der dem zum Zeitpunkt des Eingriffs „herrschenden" Sternbild entsprach, war tabu. Ein Verstoß gegen diese Regel hätte nach der gängigen Vorstellung schlimmste Folgen für den Patienten, von Irrsinn bis hin zum Tod, nach sich gezogen. Ebenfalls verboten war eine Blutentnahme in dem Bereich, in dessen Tierkreiszeichen gerade der Mond eintritt. Des weiteren hatte sich die Hämodilution nach den Mondphasen zu richten. Hildegard von Bingen, immerhin Äbtissin und damit eine hohe Vertreterin der katholischen Kirche, praktizierte den Aderlass nur bei abnehmendem Mond, und zwar in den sechs auf Vollmond folgenden Tagen. Davor und danach sei er nutzlos, wenn nicht gar schädlich, weil nur „Mischblut" oder „frisches" Blut aus den Venen fließe, wohingegen sich das „unreine" bereits im Gewebe abgesetzt hätte. Der Mond übe nur an diesen sechs Tagen einen günstigen Einfluss auf den Aderlass aus.

In der modernen Schulmedizin gilt der Aderlass weitgehend als Unfug, bestenfalls als Placebo. Er wird nur noch in sehr seltenen Fällen, beispielsweise bei der Eisenspeicherkrankheit, angewandt. Bei dieser Erkrankung reichert sich das Blut mit Eisen an, weil der Körper es nicht oder nur unzureichend verstoffwechseln kann. Unter Naturheilkundlern erlebt die Hämodilution dagegen eine Renaissance. Sie setzen sie unter anderem bei Bluthochdruck ein, bei Herzinfarkt in Verbindung mit Übergewicht, Gefäßverengung, Thrombose oder Thrombosegefahr und Blutvergiftung. Das Blut wird durch den Aderlass verdünnt und kann dadurch besser fließen, so die Meinung der Befürworter. Zudem könne er das Immunsystem stärken, da der Blutverlust den Organismus anregt, neues Blut zu produzieren und damit das Knochenmark aktiviert. Da die heutigen Heilkundler nur wenig Blut entnehmen, dürfte die Behandlung schulmedizinisch gesehen zumindest nicht schaden. Ob sie nützt, entscheiden letzten Endes die Patienten. Generell liegen nur wenige Studien zu Naturheilverfahren vor. Fehlende Belege für die Wirksamkeit einer bestimmten Methode bedeuten deshalb nicht zwangsläufig, dass die Methode unwirksam ist. Oft hat sie einfach noch niemand mit den üblichen statistischen Verfahren untersucht.

REINIGUNG DURCH SCHRÖPFEN

Die Viersäftelehre sowie die Vorstellung, dass der Körper sich nicht selbst reinigen kann und deshalb von außen gereinigt werden muss, spiegelt sich auch im Schröpfen wider. Diese Methode wurde und wird zum Teil immer noch in anderen Kulturkreisen, beispielsweise in China, traditionell angewandt. Sie diente dazu, den vermeintlichen Überschuss an schlechten Säften und Schlacken über die Haut förmlich aus dem Körper des Kranken herauszusaugen.

Dafür setzte der Arzt oder der Bader zuvor erwärmte Glasnäpfe, meistens auf dem Rücken oder Bauch, an. Durch den beim Abkühlen entstehenden Unterdruck zieht das Schröpfglas die Haut in sich hinein. Sollte das Aussaugen noch etwas gründlicher geschehen, ritzte der Schröpfer die Haut ein, sodass noch etwas Blut austrat, allerdings in einer wesentlich kleineren Menge als beim Aderlass. Diese Variante nennt sich „blutiges" Schröpfen. Schröpfen regt sicherlich die Durchblutung der Haut an, erzeugt ein Gefühl der Wärme und möglicherweise auch der Entspannung, Wirknachweise nach schulmedizinischen Kriterien fehlen allerdings weitgehend. Doch eine Reihe von Naturheilkundlern praktizieren das Schröpfen heute wieder. Ihrer Meinung nach löst diese Behandlung Muskelverspannungen, die wiederum Ausdruck einer inneren Erkrankung sein können. Löst sich die äußere Verhärtung auf, bessert sich auch das ursprüngliche Leiden. Die Anhänger des Schröpfens gehen zudem von Reflexzonen aus, ähnlich wie sie dem Prinzip der Reflexzonenmassage zugrunde liegen, die mit inneren Organen in Verbindung stehen. Durch die Stimulation der Reflexzonen kann der Therapeut auch das entsprechende Organ beziehungsweise den Körperteil ansprechen. Schröpfen soll bei zahlreichen Erkrankungen helfen, unter anderem bei Migräne, Rheuma, Mandelentzündung, Nierenschwäche, Bandscheibenproblemen und Bluthochdruck. Letzteren könnte das Schröpfen durch den damit einhergehenden Entspannungseffekt tatsächlich senken. Eine weitere Variante des Schröpfens ist das Ansetzen von Blutegeln. Auch sie wird heute wieder angewandt, ebenfalls gegen Rheuma, aber auch bei Krampfadern und Sportverletzungen.

Eine Erkrankung, für die eine Studie zur Wirksamkeit von blutigem Schröpfen vorliegt, ist das Karpinaltunnel-Syndrom. Der Karpinaltunnel liegt im

Handgelenk und umgibt einen Nerv, der die Finger versorgt. Einseitige Bewegung, Überlastung und Verspannung des Handgelenks schädigen den Nerv, und es kommt zu Kribbeln, Taubheitsgefühl und Schmerzen bis in Nacken und Schulter. In der Studie erhielt ein Teil der Patienten eine einmalige blutige Schröpfbehandlung, die Kontrollgruppe ein wärmendes Ingwersäckchen. Nach sieben Tagen fühlten sich 60 Prozent der Schröpfpatienten besser und nur 23 Prozent der Ingwersäckchen-Anwender. Die Forscher schließen in ihrem Resümee einen Placeboeffekt aus. Die Erwartung an die Behandlung sei bei beiden Gruppen gleich hoch gewesen. Wäre die Besserung einem Placeboeffekt zu verdanken, hätte das Ingwersäckchen genauso wirksam sein müssen. Man darf aber nicht vergessen, dass das Schröpfen, noch dazu blutiges Schröpfen, einen invasiveren Eingriff darstellt als das Auflegen eines Gewürzkissens. Ganz ausschließen lässt sich deshalb nicht, dass die Schröpfbehandlung lediglich einen stärkeren Placeboeffekt hervorgerufen hat. Dennoch scheint das „Absaugen" zumindest subjektiv zu helfen, sonst würden die entsprechenden Patienten die Prozedur nicht freiwillig auf sich nehmen. Schröpfen tut zwar nicht weh, hinterlässt aber Blutergüsse und bei allzu großem Unterdruck sogar Blasen.

MARKTPLATZ DER HEILKUNST

In den medizinischen Lehrbüchern stand also viele Jahrhunderte manches Richtige, aber auch viel Falsches, und die Empfehlungen Galens gehörten zum Standard. Ein Medizinstudium dauerte zwar bereits im Mittelalter viele Jahre, Kaiser Friedrich II. legte es im 13. Jahrhundert auf acht Jahre fest. Es umfasste vorgeschriebene Lehrinhalte, zu denen neben der Medizin auch Logik gehörte, und die Studenten mussten eine Prüfung ablegen. Aber mangels besseren Wissens garantierte das Studium noch keine adäquate Therapie. Acht Jahre erscheint zwar eine lange Zeit, aber die Studenten brachten nicht das Vorwissen mit, dass heute einem Abitur bzw. der Matura entsprechen würde. Sie mussten die Grundrechenarten, Lesen, Schreiben und Latein können. Bücher waren vor der Erfindung des Buchdrucks im 15. Jahrhundert ein rares Gut, das heißt, die Studenten schrieben entweder alles mit oder merkten sich, was der Dozent vorlas. Nur etwa die Hälfte von ihnen ging mit einem Abschluss von der Universität. Zudem studierten sie nicht nur Medizin, die Akademiker der damaligen Zeit waren Universalgelehrte mit einem bestimmten Schwerpunkt. Eine medizinische Behandlung, gleichgültig, ob beim Arzt oder beim

Quacksalber – der unter Umständen das Gleiche gelernt, aber keinen Abschluss hatte – bestand aus Diätratschlägen, Aderlässen, Brech- und Abführmitteln. Aus dem Jahr 1589 ist die Klage eines studierten, wie es damals hieß, „gelehrten", Arztes über die mangelnde Anerkennung seines Berufsstandes überliefert. Er beschwerte sich, dass die Leute sich „von unerfahrenen Kälberärzten, ungelernten Mönchen, Juden und törichten Weibern" behandeln ließen, die ihre Kunst nach Gutdünken und aufs Geradewohl ausübten und „wie ein Schuhmacher alle über einen Leisten scheren". „Also haben solche Landstreicher zu jedem Gebrechen eine Arznei, einen Trank, eine Salbe, ein Pflaster oder irgendetwas Ungereimtes, das manchen das Leben kostet."

Das erste bekannte Gesetz, das die Berufsausübung von Ärzten wie auch Laienheilern regelte, stammt aus dem 7. Jahrhundert. Die Lex Visigothorum, die, wie der Name schon sagt, von einem Gotenkönig erlassen wurde, gab genaue Anweisungen, wie ein Vertrag zwischen Arzt und Patient zu gestalten war, welches Honorar der Arzt für welche Leistung verlangen konnte und wie viel Lehrgeld für die Ausbildung bei einem Heilkundigen zu entrichten war. Unter anderem schrieb das Gesetz vor, dass der Arzt eine Kaution hinterlegen muss, bevor er mit der Behandlung beginnt. Wurde der Kranke nicht gesund oder starb er gar, verfielen sowohl die Kaution als auch der Honoraranspruch. Außerdem hatte der Arzt im Falle eines Misserfolgs eine Wiedergutmachung zu leisten. Schädigte er einen Freien, konnte ihn das im Fall eines Aderlasses 150 Schilling kosten. Misslang ihm die Heilung eines Knechtes, so dass dieser arbeitsunfähig blieb oder erst durch die Fehlbehandlung wurde, musste er einen neuen Knecht stellen. Freie Frauen durften nur in Gegenwart von Familienmitgliedern untersucht und behandelt werden, um sexuelle Annäherungen zu verhindern. Das Gesetz ging sogar in die Details einer Behandlung. So schrieb es dem Arzt vor, als Erstes eine genaue Untersuchung vorzunehmen und sich eingehend nach den Beschwerden seines Patienten zu erkundigen. Dieses frühmittelalterliche Werk unterschied jedoch noch nicht zwischen studierten und Laienheilern, wie die Erwähnung des Lehrgeldes zeigt. Anfeindungen der Laien seitens der studierten Ärzte und der Behörden entstanden erst später.

Wie unterschiedlich Wissensstand und Ansehen der verschiedenen Heilberufe je nach Epoche und Region waren, lässt sich gut am Berufsbild des Baders ausmachen. Dieser kümmerte sich um die Körperpflege der Badhaus-Besucher, legte aber teilweise auch Schröpfköpfe an und war vor allem auch für den Aderlass zuständig. Daneben kam es auch zu Spezialisierungen, für das

Schröpfen war dann ein Schröpfer zuständig, der nichts anderes machte, und für das Aderlassen ein sogenannter Lasser. Zudem zog der Bader oder einer seiner Gehilfen Zähne, versorgte Wunden und schnitt Pestbeulen auf. Die Wundversorgung übernahmen studierte Mediziner ungern, da sie nicht mit Blut in Berührung kommen wollten. Zum Teil erschien ihnen der Umgang mit Blut ihres Standes unwürdig, zum Teil lehnten sie ihn aus religiösen Gründen ab. Sie waren in erster Linie für die Behandlung innerer Erkrankungen zuständig, Wunden, Geschwüre und dergleichen waren Sache des Wundarztes oder Baders. In Deutschland besaß der Bader trotz seiner Verdienste um die Volksgesundheit einen eher schlechten Ruf, weil es in einem Badhaus schon einmal zugehen konnte wie in einem Bordell. Zumindest warf man ihnen hin und wieder vor, in den Badestuben nicht für den gehörigen Sichtschutz zwischen den beiden Geschlechtern zu sorgen, wenn sie nicht sogar der Kuppelei und Zuhälterei bezichtigt wurden. In Österreich, der Schweiz und Italien galt der Bader dagegen als angesehener Bürger. Von Wien ist dokumentiert, dass es bereits zu Beginn des 15. Jahrhunderts eine Baderzunft gab, in Deutschland war es Badern verboten, eine Zunft zu bilden.

Die Zugehörigkeit zu einer Zunft mit der entsprechenden vorgeschriebenen Ausbildung kostete Geld. Die Lehre bei einem Meister dauerte drei Jahre, darauf folgten drei Jahre Wanderschaft durch andere Badhäuser, und am Ende musste der angehende Bader eine kostspielige Prüfung an der Wiener medizinischen Fakultät ablegen. Schon allein wegen der Kosten war der Zugang zu diesem Beruf nur einer betuchteren Bevölkerungsschicht möglich. Wer die Formalien nicht einhalten konnte, übte seine Heilkünste in der Grauzone aus.

Das Nebeneinander verschiedenster Heiler reichte bis in die Mitte des 19. Jahrhunderts. Da gab es die eher handwerklich als akademisch ausgebildeten Wundärzte, die später von den Chirurgen abgelöst wurden, Apotheker, Hebammen und Barbiere. Daneben gab es Heilberufe, die längst in Vergessenheit geraten sind, wie Stein-, Bruch- und Hodenschneider, Okkulisten – nicht zu verwechseln mit Okkultisten –, die den Star ausstachen, und auch Tierärzte wurden konsultiert. Wenn niemand anderes greifbar war, ging man schon auch mal zum Scharfrichter beziehungsweise Henker, der immerhin einigermaßen in Anatomie bewandert war. Die Vielfalt der Heilerbranche und das unterschiedliche Ansehen, das ihre Vertreter genossen, spiegelt sich in der „Oeconomischen Encyclopädie" wider, die vom Ende des 18. Jahrhunderts bis Mitte des 19. Jahrhunderts zusammengestellt wurde. Darin finden sich teilweise deftige Schimpfwörter für die „Marktschreyer". Sie heißen Charlatan,

Pfuscher, Empyriker, Afterärzte, Urinbeseher, Receptenkrämer und Bauerndoktoren. Der Ausdruck „Quacksalber" war in dieser Zeit schon eindeutig negativ belegt und bezeichnete ebenso wie heute einen Betrüger.

Dass sich jede Menge Scharlatane in der Branche tummelten, die wenig bis gar keine Ahnung von der Heilkunde hatten und die Gutgläubigkeit der einfachen Bevölkerung ausnutzten, lässt sich sicher nicht leugnen. „Diese umherziehenden Betrüger machen es auch gröber. Denn sie nehmen die Leute in die Cur, bitten sich aber im voraus die Hälfte vom Arztlohn oder der Arzeney aus, oder legen sich bey einem wichtigen, aber einfältigen Patienten vier, fünf Wochen hin und lassen sich bestens bewirthen. … Geben Sie nun dem armen, blinden Volk etwas, so sind es entweder höchst drastische Dinge, wodurch eine noch mäßige Gesundheit entweder zerrüttet oder ganz zerstört wird. Oder sind sie doch noch etwas gewissenhafter, so geben sie ein gefärbtes Pülverchen von sigillar oder bolar Erde, Kreide und dergleichen oder ein wenig gefärbten Branntwein oder ein gebranntes Wasser, wodurch sie versprechen, alle nur vorfallenden Krankheiten zu heilen", so die Oeconomische Encyclopedie von Johann Georg Krünitz. Der Verfasser beklagt, dass Scharlatane mittels vermeintlicher, in Wirklichkeit aber inszenierter Wunderheilungen und allerlei Spektakel einfache Leute so beeindrucken, dass diese bereit sind, ihm gegen gutes Geld ihre Gesundheit anzuvertrauen. Als Teil der Requisiten des medizinischen Theaters führt er unter anderem ein Arsenal aus ausgestellten Würmern, getrockneten Eidechsen, Schlangen, Skorpionen, exotischen Pflanzen und angeblich von geheilten Patienten stammenden Steinen und Knochenteilen auf. Damit ihnen ihr Publikum nicht so genau zusah, arbeiteten diese Volksheiler offenbar mit Gehilfen zusammen, die parallel zur Darbietung des Meisters allerhand Kunststücke aufführten – ein Ablenkungsmanöver, das von Zauberkünstlern bekannt ist. Diese Beschreibung stammt wohlgemerkt nicht aus dem dunklen Mittelalter, sondern aus dem aufgeklärten späten 18. Jahrhundert. Die akademische Medizin war immer noch nicht beim Volk angekommen. Die Inszenierung der Person des Heilers und seiner Behandlung dürfte im Übrigen nicht nur Marketingzwecken, sondern auch dem therapeutischen Ritual gedient haben. Gläser mit irgendwelchen getrockneten Tieren und Körperteilen hatten sich als ärztliches Zubehör eingebürgert und gehörten nach wie vor dazu, auch wenn der Glaube an Zauberkräfte etwas nachgelassen hatte.

Die Behörden versuchten immer wieder, dem Treiben Einhalt zu gebieten und sauber zwischen Buchmedizin, wie die an Universitäten gelehrte Medizin auch hieß, und Volksheilern zu trennen. Sie belegten nicht autorisierte Heiler mit Strafen, verboten ihnen die Einreise ins Land und führten Kontrollmaßnahmen ein. Krünitz zitiert beispielsweise die „Medicinal-Gesetze" aus Österreich, die es nicht approbierten Ärzten und Apothekern untersagte, Patienten zu behandeln oder Arzneimittel herzustellen oder auszugeben. Apotheker werden darin angehalten, nicht anerkannten Ärzten die Medikamente zu verweigern und sie, sollten sie nicht locker lassen, namentlich anzuzeigen. „Alle ohne Paß betretene Oehlträger und Arzneyhändler sind künftig bey schwerer Verantwortung und Bestrafung zu arestiren", heißt es in einer Verordnung in Linz von 1754. Darin wird auch den „welschen Materialisten und Waldhänseln" der Verkauf von Arznei und Rattenpulver aufs Schärfste verboten. Gelungen ist es den Behörden nicht, die Parallelmedizin zu unterbinden. Zumal sich das Volk weder überzeugen ließ, noch es sich leisten konnte, nur noch anerkannte Heilkundige aufzusuchen. Vor allem die Landbevölkerung machte wenig Unterschied zwischen den Berufsgruppen, Vertrauen hatte man zu allen gleich viel oder gleich wenig, und wenn es irgendwo zwickte, wandte man sich unter Umständen reihum an jeden, bis man auf denjenigen stieß, der Abhilfe schaffen konnte. Ohnehin fanden sich auf dem Land in der Regel keine studierten Ärzte.

Auf diese Weise hatten die gelehrten Ärzte kaum Gelegenheit, ihre Überlegenheit einer breiten Masse zu beweisen. In vielen Fällen wäre ihnen das wohl auch schwergefallen, denn viel mehr als die „Medikaster" konnten sie ohnehin nicht tun. Das Wort „Medikaster" stammt vom lateinischen „Medicus", dem Arzt, und der Endung „aster", die daraus den schlechten Arzt macht. Hatte ein von einem anerkannten Arzt fachgerecht vorgenommener Aderlass einem Patienten geholfen, konnte der Arzt den Erfolg zwar auf sein fundiertes Wissen zurückführen. Gelang es einem Medikaster jedoch, mit dem gleichen Aderlass einen anderen Patienten zu kurieren, bekam der Arzt ein Rechtfertigungsproblem. Beliebt war noch im 17. Jahrhundert das Argument, was der Arzt tue, beruhe auf systematischem Vorgehen. Erreiche ein Kurpfuscher das gleiche Ergebnis, entspringe dieses hingegen purem Zufall. Der Arzt weiß also, was er tut, der ungelehrte Heiler probiert einfach aus, nach dem Motto „Trial and Error".

So einfach war es aber nicht. Die meisten der „Scharlatane" waren eben keine reinen Gaukler, auch wenn das Klappern zu ihrem Handwerk gehörte. Eine Reihe von ihnen besaß tatsächlich medizinisches Wissen. Auch Krünitz, dem jegliche nicht anerkannte Heilkunst ein Gräuel war, berichtete, dass viele

„Empyriker", wie er sie nannte, Erfolge aufwiesen. Empyriker sind nach seiner Definition „solche Charlatane, die mit gewissen Recepten, die sie auf irgend eine Art von Eltern oder wem ererbt haben, sehr viele Krankheiten heilen, und ohne alle Ueberlegung und Vernunft sich blindlings auf ihre Erfahrungen gründen". Er wandte sich nicht dagegen, eine Behandlung auf Erfahrung zu stützen, vielmehr sei die Erfahrung „die sichere Leiterin in der Arzneywissenschaft". Nur durch sie könnten Theorien überprüft und bestätigt oder widerlegt werden. Er warf allerdings diesen Laienheilern vor, dass sie keine umfassende Anamnese erstellen, sondern allzu schnell mit der Diagnose bei der Hand seien.

Krünitz wetterte vor allem gegen die Frauen. Hebammen würden auch Leiden behandeln, die nicht in Zusammenhang mit Schwangerschaft und Geburt stehen, ja sogar an Männer würden sie sich wagen. Ansonsten sei vor allen Pfuscherinnen aus allen Ständen des weiblichen Geschlechts zu warnen. Diese hätten allenfalls einige medizinische Schriften gelesen. Außerdem seien sie wohl wegen ihres schwächlichen Körpers öfter selbst krank gewesen und bildeten sich deswegen ein, etwas von Krankheiten zu verstehen. Weiter beklagt er, dass alles nichts nütze, die Leute würden alle Ratschläge in den Wind jagen und das vorgeschlagene „Weibermittel" hinter dem Rücken des Arztes doch verwenden. Den einzigen Frauen, denen er zumindest einen Funken Kompetenz zugestand, waren die Witwen und Töchter von Ärzten, die von ihrem Mann beziehungsweise Vater ein paar Rezepte und Ratschläge mitbekommen hätten. Auch Chirurgenwitwen traute er zu, wenigstens „Vomitive, Purganzen und Pflaster" verabreichen zu können. Die Bezeichnungen „Vomitive" und „Purganzen" stammen aus dem Lateinischen und bedeuten Brech- beziehungsweise Abführmittel. Nur: Viel mehr taten anerkannte Mediziner eben auch nicht, und diese „Weibermittel" genossen offenbar in großen Teilen der Bevölkerung mehr Vertrauen als die der akademischen Medizin.

EIN ALLHEIL-PLACEBO

Dass lange Zeit ein Gutteil der Genesungen – so sie denn eintraten – dem Zufall oder einem Placebo-Effekt zu verdanken waren, zeigt auch das seit der Antike verbreitete Medikament Theriak. Das Rezept dafür soll erstmals um 170 v. Chr. auf der Insel Kos in Griechenland aufgetaucht sein. Theriak diente ursprünglich als Gegengift bei Schlangenbissen, und nach seiner Beliebtheit und Verbreitung zu schließen, scheint es auch geholfen zu haben. Diverse antike Könige und Kaiser sollen es vorbeugend eingenommen haben, um sich vor einem der damals beliebten Giftanschläge zu schützen. Andromachus, ein Leibarzt Kaiser Neros, dessen Auftraggeber allen Grund hatte, einen Giftmord zu befürchten, hat das Mittel angeblich weiterentwickelt. Auch Galen kannte eine entsprechende Rezeptur und empfahl Theriak. Er führte 70 Ingredenzien auf. Das entsprach bereits einer Weiterentwicklung, denn das erste überlieferte Rezept umfasste nur gut 50 Zutaten. Kernbestandteil des Mittels war Vipernfleisch, dazu kamen Enten- und Krötenfleisch nebst einer Reihe pflanzlicher und mineralischer Substanzen, wie Zimt, Baldrian, Zwiebel, Wein, Honig und Eisenvitriol, zeitweise und in manchen Rezepturen auch Opium. Letzteres dürfte zumindest die mit der Vergiftung oder einer anderen Krankheit verbundenen Schmerzen gelindert haben.

Theriak stieg nämlich bald vom Schlangen-Gegengift auf zum Universalheilmittel gegen alle erdenklichen Leiden. Im Mittelalter nannte man die Mischung deshalb auch „Himmelsarznei". Sie wurde auch bei Infektionskrankheiten wie Syphilis, Cholera und Pest verabreicht, deren Ursache damals völlig unbekannt war und die sich mit damaligen Mitteln auch nicht heilen ließen. Die Rezeptur der Wunderarznei war bis zur Renaissance je nach Hersteller auf bis zu 300 Bestandteile angewachsen. Ihre Zubereitung wurde unter pompösem Aufwand öffentlich zelebriert und konnte sich mehrere Tage hinziehen. Um die rituelle Bedeutung des Herstellungsprozesses zu unterstreichen, nahmen hochstehende Personen daran teil. Der einzelne Apotheker kaufte das fertige Mittel und veränderte es nach Bedarf beziehungsweise Anweisung des Arztes. Es war auch reisenden Heilern zugänglich und durch den Austausch von Zutaten auch für das einfache Volk erschwinglich. Vipernfleisch etwa mischte man in Mittel- und Nordeuropa eher nicht bei, da es hier keine Vipern gibt. Die Tatsache, dass die Zutatenliste je nach Region, Epoche und sogar von Arzt zu Arzt variierte, lässt den Schluss zu, dass es reine Glückssache war, ob das Mittel wirkte oder nicht. Im Prinzip konnte jeder Apotheker irgendetwas verkaufen und behaupten, es wäre Theriak. Schon allein der Alkohol dürfte leichtere Beschwerden gelindert haben, vom Opium ganz zu schweigen. Wobei sich dieses sicher nur die wenigsten leisten konnten. Der rituelle Nimbus, mit dem der Arzt, Apotheker oder wer immer die Arznei verabreichte, sich umgab, tat das Seinige. Mit etwas Glück fand sich im Theriak sogar die ein oder andere Substanz, die im gegebenen Fall wirklich half.

KRANKHEIT ALS SCHICKSAL

Es ist anzunehmen, dass der Mensch im Altertum duldsamer war gegenüber Leiden und Krankheit. Betrachtet der moderne Mensch eine Erkrankung als Störung im „Betriebssystem", die es zu beheben gilt, so war sie früher Bestandteil des Lebens. Die Menschen starben im Durchschnitt sehr viel früher, Krankheiten, die sich heute problemlos behandeln lassen, verliefen häufig tödlich oder konnten lebenslange Pein verursachen. Eine Krankheit bedeutete einerseits ein völlig normales Ereignis, mit dem jederzeit zu rechnen war, andererseits ging eine viel größere Bedrohung von ihr aus. Vielleicht erwarteten die Menschen früher gar keine vollständige Genesung, sondern waren schon dankbar, wenn es dem Arzt gelang, ihr Leiden zu lindern. Tat der Körper den Rest und sie wurden gesund, war man schon gewillt, darin ein Wunder zu sehen beziehungsweise die wohlwollende Hand Gottes. Schließlich war dieser Herr über Leben und Tod, und wenn die Krankheit nicht tödlich verlaufen war, dann nur, weil Gott Gnade walten ließ. Sowohl der Krankheit als auch der Genesung haftete im Altertum immer etwas Zufälliges an. Die Heilung konnte der Kunst des Arztes zu verdanken sein, der Gnade Gottes, dem Mitleid eines Heiligen oder dem eigenen Wohlverhalten, das irgendeine höhere Macht schließlich belohnte.

Als Mittler zwischen Gott und Mensch traten die Heiligen auf. Diesen wurden ebenfalls Heilkräfte zugeschrieben, und man rief sie an, um sich ihrer Unterstützung zu versichern. Wohl aus dem Bedürfnis heraus, dem eigenen Leiden ein Gesicht zu geben und die Fürbitte persönlicher zu gestalten, ordnete man den einzelnen Heiligen unterschiedliche Krankheiten zu. Pankratius galt als Schutzpatron bei Kopfschmerzen, Valentin bei Gicht, Margareta von Antiochien wurde bei einer schweren Geburt um Fürbitte ersucht, Quirin von Neuss bei Hautausschlägen und Peregrin bei Krebs. Zum Teil ergab sich die Zuordnung aus ihrer Lebensgeschichte, Peregrin Laziosi etwa soll selbst unter einem Geschwulst am Bein gelitten haben. In einer Nacht, die er betend unter dem Kruzifix verbrachte, habe sich Jesus vom Kreuz herabgebeugt und sein Bein berührt. Am darauffolgenden Morgen sei er gesund aufgestanden und habe noch 40 Jahre lang gelebt, so die Legende. Bei anderen Heiligen dagegen ist unklar, warum sie das Patronat über eine bestimmte Krankheit erhielten. Möglicherweise reichen die Zuordnungen bis in die vorchristliche Zeit zurück. Eine Reihe von Pflanzen trägt heute noch eine germanische, keltische oder römische Gottheit in ihrem Namen. Der Beifuß, mit botanischem Namen Artemisia, ist nach der griechischen Göttin Artemis benannt, im Donnerkraut, heute besser bekannt als Fette Henne, oder in der Donnerdistel, heute Männertreu, lässt sich der germanische Donnergott Thor oder Donar erkennen. Die Alraune, lateinisch Mandragora, könnte auf die Alrunen zurückgehen. Alrunen waren weise, hoch verehrte Frauen in der germanischen Mythologie, denen man Zauber- und Heilkräfte nachsagte. Sie hatten die Gabe, in die Zukunft zu sehen, erfüllten aber auch wichtige gesellschaftliche Aufgaben, etwa indem sie als politische Beraterinnen oder Schlichterinnen im Streitfall fungierten. Vermutlich stellten sie so etwas wie eine moralische Instanz dar. Da das Christentum die „heidnische" Mythologie verdrängte, ersetzten die Menschen die alten Gottheiten und Gestalten durch christliche Heilige. An die Stelle hoch stehender Patroninnen wie Freya, Venus und Athene rückte häufig Maria als Mutter Christi. „Rangniedrigere" Heilige bekamen andere Pflanzen zugewiesen. Sei es, um sie zu ehren, sei es eben, weil es einen Bezug zu ihrer Biografie gab oder weil man dringend einen christlichen Namensgeber benötigte. Die ehemals wohl-wollenden Götter und Weisen galten nämlich irgendwann als teuflische Mächte, von deren bösem Zauber die Pflanze zu befreien war. Die Heilkräfte gingen in dieser Vorstellung nicht von den biologischen Inhaltsstoffen einer Pflanze aus. Vielmehr lag eine göttliche Kraft, ein göttlicher Geist in ihr. Die Zuordnung einer Pflanze zu einem bestimmten Gott oder später einem bestimm-ten Heiligen erleichterte es dem einfachen Volk, diesem Geist oder dem Makrokosmos ein Gesicht zu geben, ihn zu personifizieren. Wie wenig die chemischen Bestandteile der Pflanze zählten, zeigt eine Legende aus der Zeit Karls des Großen, also dem 8./9. Jahrhundert n. Chr. Sie besagt, dass der Kaiser in großer Sorge gewesen sei wegen einer Pestepidemie. Im Traum sei ihm ein Engel erschienen, der ihm befohlen habe, einen Pfeil abzuschießen. Die Pflanze, auf die sein Pfeil treffe, helfe gegen die Pest. Der Kaiser habe getan, wie ihm geheißen, und sein Pfeil traf die Silberdistel. Auf welche Weise seine Zeitgenossen die Silberdistel, in deren botanischem Namen „Carlina acaulis" tatsächlich „Karl" steckt, anschließend verwendeten, um die Pest zu bekämpfen, ist nicht überliefert. Der Legende nach sei die Seuche jedoch abgeklungen. Die chemischen Bestandteile des Krautes spielten demnach keine Rolle. Wichtig war, dass der kaiserliche Pfeil die Pflanze getroffen hatte. Ihre Wirkung, sofern eine eintrat, beruhte auf ihrer Symbolkraft, nicht auf der Biologie – Placebo par excellence.

Ebenso wie die Heiligen ihre schützende Hand über dem Kranken hielten, wenn sie ihn für dessen würdig befanden, bestraften sie ihn allerdings auch, wenn er gesündigt hatte. So schildert eine mittelalterliche Chronik, dass der Henker des heiligen Alban, kaum dass dessen Tod eingetreten war, sein Augenlicht verlor. Der Zorn Gottes und der Heiligen konnte sich sowohl an Individuen als auch an einem Kollektiv entladen. Ganze Armeen befiel die Krätze, der Wahnsinn oder die Ruhr, weil sie gegen Gottes Gebote verstoßen hatten, beispielsweise durch den Angriff auf einen Bischofssitz oder die Plünderung eines Klosters. Seuchen deutete der mittelalterliche Mensch ebenfalls als Strafe für unchristliches Verhalten, in diesem Fall einer ganzen Stadt oder eines Landstrichs. Und nicht nur der mittelalterliche Mensch: In einer Schrift aus dem Jahr 1781 äußerte der Verfasser ganz klar seine Genugtuung über einen 200 Jahre zurückliegenden Pestausbruch in Aachen. Es habe ein so scheußliches Chaos in der Stadt geherrscht, dass Gott dankenswerterweise schließlich mit der „Zucht-Ruthe" eingeschritten sei, um dem sündigen Treiben einen Dämpfer aufzusetzen.

DIE KLOSTERMEDIZIN

Trotz der Verquickung aller Heilmittel mit dem göttlichen oder kosmischen Geist handelte es sich bei der Medizin im Altertum nicht nur um eine reine Glaubensfrage. Es gab seit der Antike Gelehrte, die versuchten, Krankheiten und Heilmittel systematisch zu erforschen und ihre Erkenntnisse niederschrieben. Hippokrates und Galen waren die bekanntesten, aber nicht die einzigen. Zwischen Hippokrates und Paracelsus lagen immerhin beinahe 2000 Jahre, in denen sich die Welt weiterdrehte. Zwar rüttelte vor Paracelsus niemand an den Galen'schen Festen, aber die Schriften zu seiner antiken Lehre wurden gesammelt, weitergegeben und verfeinert. Da der Großteil der Bevölkerung lange Zeit weder lesen noch schreiben konnte und Bücher von Hand kopiert werden mussten, dauerte es lange, bis sich eine Erkenntnis verbreitete.

Eine wichtige Rolle kam dabei den Klöstern zu. Sie waren ein Hort der Gelehrsamkeit und des Fleißes, und sie unterhielten Bibliotheken. In Scriptorien in ganz Europa übersetzten Mönche alte Schriften oder schrieben sie ab. In der Abtei Lorsch verfassten Mönche zur Zeit Karls des Großen ein eigenes Lehrbuch, das Inhalte aus älteren Schriften zusammenfasste, darunter auch Rezepturen für Arzneimittel. Zudem gebot den Ordensleuten ihre christliche Nächstenliebe, sich um die Kranken zu kümmern, so wie Jesus es getan hatte.

Bereits im 6. Jahrhundert erstellte der Abt des Klosters von Monte Cassino, Benedikt von Nursia, ein Regelwerk über den Umgang mit kranken Mitbrüdern. Darin legte er unter anderem fest, dass Kranke zu schonen seien und dass besondere Geduld und Nachsicht im Umgang mit ihnen zu walten habe. Vom Arbeitsdienst und unter Umständen sogar vom gemeinsamen Gebet waren sie befreit. Ihre Zelle war besonders sauber zu halten, ihr Bett wurde regelmäßig frisch gemacht. Zudem durften sie Fleisch essen, um, selbstverständlich mit Gottes Hilfe, wieder zu genesen. Aus späterer Zeit weiß man, dass Klöster einen separaten Bereich für die Kranken errichteten, das Infirmarium. Das Kloster Cluny beherbergte im 12. Jahrhundert eine Krankenstation mit 80 Betten. Es ist davon auszugehen, dass es in solch großen Klöstern Mönche und Nonnen gab, deren einzige Aufgabe es war, sich um die Kranken zu kümmern und die dadurch eine gewisse Erfahrung gewinnen konnten. Der Krankentrakt besaß eine eigene Küche und Badekammern für Heilgüsse und Aderlässe und eine Apotheke. In den Klostergärten pflanzten die Ordensleute neben Obst und Gemüse auch Heilkräuter. Ursprünglich dienten die Infirmarien zwar der Pflege der Mitschwestern und -brüder, Bedürftige und Pilger fanden dort aber ebenfalls ein Bett. Mit zunehmender „Professionalisierung" bot die Krankenpflege den Klöstern auch eine Einnahmequelle, und man nahm gut betuchte Kranke auf, die für die Pflegedienste bezahlen mussten. Dem überwiegenden Teil der Bevölkerung blieben die klösterlichen Dienste allerdings versagt. Wie außerhalb der Klostermauern spezialisierten sich die Heilkundigen im Laufe der Zeit, so dass auch Bader und Aderlasser in den Krankenbereichen arbeiteten, während ein Arzt, der Infirmarius, den gesamten Krankentrakt leitete und die Arzneimittel herstellte. Zwar diente die Abtrennung der Kranken und die besonderen Hygienemaßnahmen dazu, die kranken Säfte und das schlechte Blut von den Gesunden fernzuhalten. Dennoch war diese Maßnahme auch nach heutigem Wissen über Bakterien und Viren durchaus sinnvoll.

Auch wenn der Begriff „Klostermedizin" heute gerne im Sinne von „Kräutermedizin" verwendet wird, unterschied sich die Behandlung der Mönche und Nonnen nicht von der weltlicher Heiler. Die Bezeichnung „Klostermedizin" steht eher für „mittelalterliche Medizin" und bezieht sich auf die Epoche vom 5. bis 12. Jahrhundert, als die Klöster fast ein Monopol auf die akademische Medizin besaßen. Zeitweise war es Ärzten verboten, außerhalb der Konvente zu praktizieren. Die religiösen Heilkundigen versuchten zwar, ohne heidnische Magie und Geister auszukommen beziehungsweise ersetzten diese durch die Kraft Gottes und der Heiligen, aber rein wissenschaftlich-rational gesehen vermochten sie nicht mehr zu tun als ihre weltlichen Konkurrenten. Sie waren gebildet genug, um die alten griechischen und römischen Schriften zu verstehen, und sie beherrschten die wichtigsten Fremdsprachen gut genug, um auch die Bücher zeitgenössischer Ärzte aus dem arabischen Raum zu lesen. Insofern besaßen sie einen Vorsprung, was die medizinische Theorie angeht. Aber die gesamte Theorie ihrer Zeit beruhte eben weitgehend auf der Viersäftelehre. Der Verdienst der Mönche lag weniger in bahnbrechenden neuen Erkenntnissen oder Behandlungsmethoden als vielmehr darin, dass sie das vorhandene Wissen festhielten und damit anderen zugänglich machten. Die Schriftform war zwar auch nicht völlig frei von Übersetzungs- und Interpretationsfehlern, und arabische Bücher blieben teilweise unvollständig übersetzt. Aber die Niederschrift war immerhin präziser als die mündliche Überlieferung.

Dass die Klöster die Heilkunde nicht radikal weiterbrachten, lag auch daran, dass sie sich ständig zwischen den beiden Polen der rationalen Wissenschaft und dem christlichen Glauben bewegten. Auch renommierte Äbte wie Benedikt von Nursia hatten gegen den Widerstand der klerikalen Obrigkeit zu kämpfen. In dieser vertraten nicht wenige die Meinung, dass die Medizin schlichtweg zu verbieten sei, weil jedes Bemühen, einen Kranken zu heilen, einen Eingriff in die göttliche Vorsehung bedeute. Wenn der Herr einen Menschen strafte, so hatte dieser es gefälligst auszuhalten. Entweder Gott heilte ihn selbst wieder oder seine Verfehlung war so groß, dass er das Leiden verdiente. Dies trug dazu bei, dass draußen, vor den Klostermauern, vorchristliche Vorstellungen von Zauberern und Hexen, bösen Blicken und Verwünschungen gleichwertig neben Gebeten, Hoffnung auf Wunderheilung und das ganz profane Aufsuchen eines Arztes standen.

HILDEGARD VON BINGEN

Die wohl bekannteste Vertreterin der Klostermedizin war Hildegard von Bingen. Sie erfasste die bekannten Arzneipflanzen, aber auch andere Bestandteile, die in Heilmittel gemischt wurden, sowie die medizinischen Eigenschaften der Pflanzen. Im Gegensatz zum Verfasser des Lorscher Arzneibuches benannte sie die Pflanzen aber nicht mit ihrem lateinischen, sondern mit dem deutschen Namen. Dieser Umstand dürfte sicher ihre Wiederentdeckung im 20. Jahrhundert befördert haben. Zu ihrer Zeit aber war das deswegen von Bedeutung, weil die antiken Ärzte, auf der die gesamte Heilkunst aufbaute, in Griechenland und Italien gelebt hatten. Eine ganze Reihe der Pflanzen, die sie erwähnten, wachsen in Mittel- und Nordeuropa nicht. Deswegen war nicht immer klar, welche Pflanze sie überhaupt meinten oder ob die von ihnen aufgeführte Kamille die gleiche ist wie die heimische. Hildegard von Bingen brachte also mehr Ordnung in die Arzneibeschreibungen. Außerdem nahm sie traditionelle volkstümliche Heilmittel, die bereits vor der Christianisierung verwandt wurden, in ihr Verzeichnis mit auf. Sie lehnte die akademische, galenische Lehre nicht ab. In ihren Beschreibungen von Pflanzen führte sie Eigenschaften wie „warm" und „kalt" auf, und in ihren Gedanken zur Entstehung einer Krankheit richtete sie besonderes Augenmerk auf das Phlegma. All diese Begriffe stammen aus der Säftelehre.

Sie verknüpfte die akademische Lehre aber mit der Volksmedizin und übertrug die galenischen Zuordnungen auf einheimische Mittel. Kräuter wie Arnika, Bibernell, Ringel- oder Schlüsselblume, die in ihrer Sammlung auftauchten, kannte Galen nicht oder erwähnte sie zumindest nicht. Über die Schlüsselblume, auch Himmelsschlüssel genannt, schrieb die Äbtissin etwa, sie sei warm, weil sie viel Sonne in sich trage. Deshalb vertreibe sie Melancholie – heute würden wir wohl von Depressionen sprechen –, die nach ihrer Vorstellung aus einem übermäßigen Phlegma entstand. In diesem Fall riet sie, die Blume auf das Herz zu legen. Das Öl des Himmelsschlüssels empfahl sie zum Einreiben bei einer Lähmung. Viele der von ihr beschriebenen Pflanzen werden heute noch in Arzneimitteln verwendet, wenn auch nicht immer für die von ihr genannten Beschwerden. Extrakte aus der Wurzel der Schlüsselblume beispielsweise kommen heute als schleimlösende Substanzen in Mitteln gegen Bronchitis und Keuchhusten vor. Man muss aber auch sehen, dass die Bezeichnung der Krankheiten nicht identisch war mit den heutigen. Ob die Lähmung, von der die Äbtissin schrieb, tatsächlich dem Krankheitsbild entspricht, das wir heute „Lähmung" nennen, ist ungewiss. Sie könnte auch Gicht oder rheumatische Gelenkbeschwerden gemeint haben.
Ihre „Physica" umfasst neun Bände, neben den Kräutern beschrieb sie die Bäume, die Edelsteine, die Fische, die Vögel, die „Vierbeiner", die Reptilien und die Metalle. Einen der Bände widmete sie der Elementenlehre. Hildegard von Bingen hat sich also nicht auf die Katalogisierung von Pflanzen beschränkt, geschweige denn, dass sie eine eigene Kräutermedizin entwickelt hätte. Sie fasste lediglich das vorhandene akademische Wissen, das Volkswissen und ihre eigenen Beobachtungen zusammen. Und dies in einer allgemein ver-

ständlichen Form. Die Epoche der Klostermedizin, für die sie häufig symbolisch steht, neigte sich zu ihrer Zeit, dem 12. Jahrhundert, bereits dem Ende zu. Die sogenannte Hildegard-Medizin ist eine Erfindung des österreichischen Arztes Gottfried Hertzka im 20. Jahrhundert. Im Bestreben, die Medizin wieder mit der Theologie zu verbinden, übersetzte er die alten Werke und entwickelte eine eigene, zeitgenössischere Lehre daraus. Da die Originalschriften verloren gegangen sind, lässt sich nicht mehr genau nachvollziehen, was Hildegard von Bingen wirklich selbst geschrieben hat und was ihr zugeschrieben wurde. Die Inflation an Ratgebern, Gedichten und Musikstücken der vergangenen Jahre, die von ihr stammen sollen, gibt Anlass zu dem Verdacht, dass einiges davon dem Original bestenfalls nachempfunden ist, wenn nicht sogar frei erfunden.

Der Kosmos im Kleinen wie im Grossen

Obgleich sich das mittelalterliche Denken und auch die Anwendung der alten Methoden noch länger hielten, kam mit Paracelsus im 16. Jahrhundert ein neuer Impuls in die Heilkunst. Philippus Theophrastus Aureolus Bombastus von Hohenheim, wie Paracelsus mit bürgerlichem Namen hieß, griff die Viersäftelehre mitsamt deren Vertretern – und dies waren im Prinzip seine sämtlichen Kollegen – heftig an. Er warf ihnen vor, ihre Weisheit nur aus Büchern zu beziehen, anstatt eigene Beobachtungen anzustellen. Galenische Lehrbücher verbrannte er öffentlich. Seine Vorlesungen hielt er auf Deutsch, auch die meisten seiner Bücher schrieb er in seiner Muttersprache, weil er der Meinung war, dass jeder das medizinische Wissen verstehen sollte. In einem weiteren Schritt in Richtung Volksnähe öffnete er seine akademischen Vorlesungen für jedermann. Er führte, nicht zuletzt aufgrund seiner Kritik an seinen Kollegen und Autoritäten, mit der er sich überall schnell unbeliebt machte, ein unstetes Leben. Seinen Baccalaureus der Medizin erlangte er in Wien, einige Jahre lehrte er Salzburg, wurde dann Stadtmedikus von Basel, musste von dort fliehen und zog ins Elsass. Seine letzten Jahre verbrachte er wieder in Salzburg.

Krankheiten entstanden seiner Meinung nicht durch ein Ungleichgewicht der vier Körpersäfte, sondern auch durch äußere Einflüsse. Die fünf Haupteinflüsse in seiner Lehre waren die Gestirne, von außen aufgenommenes Gift, Geister, Gott und die angeborene Konstitution. Letzteres würde man heute als genetische Veranlagung bezeichnen, und dass diese bestimmte Erkrankungen verursacht, wie beispielsweise Diabetes Typ 1, oder das Risiko für bestimmte Krankheiten erhöht, wie im Fall des Diabetes Typ 2, ist inzwischen erwiesen. Unter Gift verstand er Schadstoffe aller Art. Er brachte beispielsweise die Lungenkrankheiten von Bergarbeitern mit dem Staub in Verbindung, dem sie ausgesetzt waren. An der Vorstellung, dass der Mikro- den Makrokosmos widerspiegelt und somit alles mit allem in Verbindung steht, hielt er fest.

Damit einher ging die Signaturenlehre, die Merkmale in der Natur mit dem Menschen in einen Zusammenhang setzte beziehungsweise verglich. Diese Ähnlichkeitslehre hat Paracelsus nicht erfunden, sie floss bereits in die Theorien von Hippokrates und Galen ein, und jede Kräuterheilerin im Mittelalter kannte sie, aber er systematisierte und erweiterte sie. Farben, Form, Geschmack und Geruch einer Pflanze beispielsweise sollten bestimmten menschlichen Organen entsprechen und Heilwirkung auf diese haben. So sollten stechende Disteln gegen stechende Schmerzen helfen und herzförmige Blüten gegen Herzbeschwerden. Das Leberblümchen wurde wegen der leberförmigen Blätter bei Leberleiden eingesetzt, der Frauenmantel bei Frauenleiden, die Kerne des Granatapfels aufgrund ihrer optischen Ähnlichkeit mit Zähnen bei Zahnweh. Viele dieser Heilpflanzen gelten heute als unwirksam, zumindest für die Zwecke, für die man sie früher verwendete. Eine positive Wirkung des Frauenmantels bei Menstruations- oder Wechseljahrsbeschwerden beispielsweise konnte bisher nicht nachgewiesen werden. Auch das Lungenkraut, das Husten, Halsweh und Heiserkeit lindern sollte, kommt in modernen Erkältungsmitteln nicht mehr vor.

Einige der nach der Signaturenlehre eingesetzten Pflanzen werden aber immer noch nach den schon damals gültigen Indikationen empfohlen. So etwa der Augentrost, der sich heute noch in Naturheilmitteln gegen Bindehautentzündung findet, oder die Herbstzeitlose. Diese galt wegen ihrer an eine gekrümmte Zehe erinnernde Zwiebel als Arznei bei Gichtanfällen und hat auch in der modernen Homöopathie und Phytotherapie, das heißt die Behandlung mit pflanzlichen Heilmitteln, noch ihren Platz. Ein prominentes Beispiel für eine Pflanze, deren Wirksamkeit auch die heutige Medizin anerkennt, ist die Mistel. Gerade in den vergangenen Jahren erfuhr sie wieder verstärkte Aufmerksamkeit bei der begleitenden Behandlung von Krebs, vor allem Brustkrebs. Sie entzieht als Halbschmarotzer ihrem Wirtsbaum Wasser und Mineralstoffe. Eine Pflanze, die sich an ihrem Wirt festsetzt und ihm Nährstoffe entzieht, symbolisch mit dem Tumor, der das umliegende Gewebe zerfrisst und den Menschen quasi als

Wirt benutzt, zu verknüpfen, liegt nahe. In modernen Arznei-mitteln wird die Mistel aber wegen ihrer Inhaltsstoffe, nicht wegen ihrer Symbolik verwendet. Paracelsus beschrieb die Signaturenlehre folgenderma-ßen: „Die Natur zeichnet ein jegliches Gewächs zu dem, darzu es gut ist." Oswald Croll, ein Anhänger Paracelsus', schrieb, Gott offenbare in den Pflanzen sein Geheimnis durch die äußeren Signaturen, durch die Ähnlichkeit in Form und Gestalt, aus deren Anblick man die ihnen innewohnenden Kräfte erschließen oder erahnen könne. Die Zuordnung erfolgte allerdings sehr naiv und oberflächlich: Walnuss entsprach dem Gehirn, Blutwurz den Blutgefäßen, Zittergras Herzflattern und Nervosität. Die kopfförmige Mohnkapsel mit ihrem Krönchen sollte ihre „königliche" Wirkung auf das Gehirn anzeigen, nämlich den Rausch, die Entspannung und die Schmerzlinderung.

Auch Farbe der Blüte, Anzahl und Anordnung der Blätter und Blüten, Form der Wurzel, Standort der Pflanze und Struktur des Stängels und andere Merkmale hatten symbolische Bedeutung. Die Signaturenlehre umfasste nicht nur Heilpflanzen, sondern auch Tiere, Steine, Landschaft, Sterne und Planeten. Zerriebener Stein aus einer Tropfsteinhöhle sollte Schweißausbrüche bremsen und, wie beim Theriak, getrocknetes Schlangenfleisch gegen Schlangenbisse helfen. Ebenso ordnete Paracelsus bestimmten Pflanzen Planeten und Elemente zu, den Frauenmantel etwa der Venus und damit gemäß der astrologischen Lehre auch dem Element Wasser. Die Goldrute entsprach wegen ihrer Farbe der Sonne, dem Herzen und dem Element Feuer, Beinwell dem Saturn, den Knochen und dem Element Erde und die hochgewachsene Königskerze der Luft, dem Merkur und der Lymphe und Lunge.

Paracelsus verwahrte sich allerdings gegen allzu oberflächliche Vergleiche. Der alltägliche Verstand und die gegenständliche Betrachtung erkenne die Signaturen nicht, sondern „das Licht der Natur". Es galt, das Wesen der Pflanze zu entdecken. „In der Natur ist ein Licht, das heller scheint als das Licht der Sonne; in diesem Licht werden die unsichtbaren Dinge sichtbar." Gott und die Natur waren für Paracelsus eins, und in seinem christlichen Glauben schwangen viele naturreligiöse Elemente mit. Heilen konnte nur, wer sich die Natur zur Verbündeten machte. Bei allem Streben nach objektiver, empirischer Erkenntnis war er noch weit von dem entfernt, was wir heute „Naturwissenschaft" nennen. Er tat sich zwar nicht durch übermäßige Gottesfurcht hervor und betrachtete Krankheiten weniger als göttliche Fügung oder Strafe denn als rein menschliche Angelegenheit, die sich mit menschlichem Verstand heilen lässt. Aber er schrieb auch: „Christus ist die Wurzel der Arznei, welche die Not wendet." Ganz ohne Gott kam weder die Natur noch der menschliche Verstand aus. Wegen seiner Beschäftigung mit den Signaturen, die man durchaus mit dem modernen Begriff der ganzheitlichen Betrachtung bezeichnen könnte, verehren die Naturheilkundler Paracelsus als einen ihrer wichtigsten, wenn nicht sogar den wichtigsten Lehrer. Sie berufen sich heute noch zumindest auf einen Teil seiner Erkenntnisse. Andere sehen in ihm den Begründer der chemischen Pharmazie. Wie alle Gelehrten seiner Zeit hatte auch Theophrast von Hohenheim nämlich nicht nur Medizin studiert. Er war Sohn eines Naturforschers und Alchemisten und beschäftigte sich selbst neben der Medizin mit Alchemie, Astrologie, Philosophie und Theologie. Er war sogar der Meinung, dass niemand ein guter Arzt sein könne, der keine profunden Kenntnisse auf diesen Gebieten aufweist. Was ihn von seinen Zeitgenossen unterschied, war die Übertragung alchemistischer Erkenntnisse in die Heilkunst.

DIE ALCHEMIE IN DER HEILKUNST

Da eine Krankheit durch fünf verschiedene Faktoren beeinflusst wird, müsse man auch bei der Behandlung die fünf Faktoren betrachten, so Paracelsus' Überlegung. Wichtig war ihm vor allem, nicht die Symptome, sondern die Ursachen der Erkrankung zu bekämpfen. Die galenische Vorstellung eines Ungleichgewichtes im Körper behielt er zwar bei. Im Gegensatz zu Galen glaubte Paracelsus aber, dass die drei Elemente Schwefel, Quecksilber und Salz den Körper prägen. Den Aderlass lehnte er daher als unnütz ab. Der Gedanke, dass hinter den sichtbaren Erscheinungen der Natur ein Wesen steckt, das es zu offenbaren gilt, zusammen mit seiner alchemistischen Prägung veranlasste ihn, Pflanzen in ihre Bestandteile zu zerlegen. Er nannte seine Extrakte „Arkane", „Quintessenzen" und „Magisterien". Im ursprünglichen Sinn des Wortes bedeutet ein Arkanum ein Geheimnis, ein göttliches Mysterium. Die Alchemiker bezeichneten damit eine Kraft, die den Mikro- mit dem Makrokosmos verbindet, das innere Gestirn mit den Gestirnen des Himmels. Diese Kraft wollte Paracelsus der Materie entlocken. Er wollte sie von den schlechten Schlacken trennen und isolieren. Pflanzen und Mineralien sollten quasi in eine höhere Daseinsform überführt werden, in der sie Heilkraft gewannen. Einem seiner Quecksilber-Arkane, dem Arcanum mercurii vitae, schrieb er eine nahezu wundersame Erneuerungskraft zu. Es sollte dem ganzen Körper neue Lebenskraft geben, alte Menschen wieder so vital und kräftig machen wie junge, ja sogar alten Frauen wieder zur Empfängnisfähigkeit verhelfen. Noch stärkere Wirkung schrieb er seinem Laudanum zu, dem „Stein der Unsterblichkeit", wie er das Elixier auch nannte. „Mit seinem Laudanum – so nannte er die Pillen so groß wie Mäusedreck, die er immer in ungerader Zahl und nur in äußerster Not wie eine heilige Medizin anwandte – brüstete er sich so, dass er nicht zögerte zu behaupten, er könne allein Tote zu Lebendigen machen", berichtete ein Zeitgenosse. Laudanum bestand nahezu ausschließlich aus Opium und Alkohol, seine Wirkung beruhte weniger auf Paracelsus' alchemistischen Künsten denn auf ihrer natürlichen Zusammensetzung. Tote hätte es sicherlich nicht zum Leben erweckt, seine Verdienste lagen eher in der Schmerzlinderung. Aber die Übertreibung war wohl auch nicht wörtlich gemeint, sondern meinte eher, dass das Mittel lebensverlängernd wirkt. Sie entstammt den Vorstellungen der Alchemisten, die stets auf der Suche nach dem Stein der Weisen waren, dem höchsten Arkanum und der universellen Arznei. So unsinnig die alchemistische Symbolik rationalen Gemütern unserer Zeit erscheint: Die chemische Umwandlung von Stoffen zu Heilzwecken war völlig neu. Bisher verwandte man Pflanzen, Steine, Metall, Perlen oder Tierteile in physikalisch veränderter Form, das heißt, zerrieben, gekocht, eingelegt und dergleichen. Paracelsus zerlegte sein Material aber chemisch. Mit Hilfe von Hitze, Gärung, Fäulnisprozessen, Oxidation und Destillation veränderte er die molekulare Struktur der Stoffe. Für seine Magisterien mischte er Stoffe, ohne sie chemischen Prozessen zu unterwerfen, es konnte aber passieren, dass sie miteinander reagierten und so letzten Endes doch eine neue Verbindung zustande kam. Paracelsus dürfte die Reaktionen kaum unter Kontrolle gehabt haben. Noch hat er vermutlich gewusst, was er dabei hervorbrachte und welche Dienste die neue Substanz in der Behandlung von Krankheiten leisten konnte. Die Indikation, das heißt, die Art der Erkrankung, für die sich seiner Meinung nach ein bestimmtes Mittel eignete, ergab sich eher nach der Signaturenlehre. Gleichzeitig mit der substanziellen Veränderung der Stoffe ging eine Veränderung der Vorstellung vom menschlichen Körper einher. Es war bezeichnend, dass Paracelsus den Aderlass verachtete. Damit sollte der Organismus rein physikalisch-mechanisch vom giftigen oder schlechten Blut befreit werden. Paracelus sah im menschlichen Körper aber auch einen Organismus, in dem biochemische Prozesse ablaufen und in dessen Funktionen man infolgedessen mittels Alchemie eingreifen konnte. Nicht die eigenen Säfte machen den

Körper aus, sondern Elemente, die auch woanders in der Natur vorkommen. Obwohl seine Elixiere aus heutiger Sicht pharmazeutisch fragwürdig waren, erzielte Paracelsus doch legendäre Heilerfolge. Überliefert ist beispielsweise, dass er energisch einschritt, als er sah, wie seine Kollegen Patienten mit Syphilis behandelten. Diese Infektion verbreitete sich über Soldaten seuchenartig in Mitteleuropa. Die Ärzte gaben den Infizierten hohe Quecksilberdosen und ein Mittel aus Gujak-Holz, das aus Südamerika importiert wurde. Paracelsus wetterte sowohl gegen die Verwendung von Gujak als auch gegen die hohe Dosierung des Quecksilbers. Mit seiner Kritik an Gujak irrte er, es konnte zumindest zu einem milderen Verlauf der Krankheit beitragen. Der Vorwurf, seine Kollegen würden ihre Patienten mit dem Quecksilber umbringen, stimmte dagegen. Quecksilber ist hoch giftig. In niedriger Dosierung und unterstützend zu anderen Medikamenten kann es bei Syphilis helfen. In der verabreichten, viel zu hohen Dosis vergiftete es die Kranken. Von daher stammt auch der berühmte Ausspruch von Paracelsus „Die Dosis macht das Gift".

In diesem Fall hat er Syphilis-Patienten sicher geholfen. Ob seine sonstigen Heilerfolge überwiegend den neuen Arzneien, die er herstellte, zu verdanken waren oder überwiegend seiner Präsenz, bleibt dahingestellt. „Beim Kurieren selbst von äußerst schlimmen Geschwüren vollbrachte er Wunder", schrieb einer seiner Gehilfen. „Wobei er Tag und Nacht mit seinen Patienten kurierte." Dies spricht dafür, dass Paracelsus seinen Patienten viel Empathie entgegenbrachte, mit ihnen litt und mit ihnen bangte. Es scheint ihm aber auch nicht an Selbstbewusstsein gemangelt zu haben, er traute seinen Heilkünsten nahezu alles zu. Diese grenzenlose Zuversicht, dass sein Patient mit seiner Hilfe gesund wird, dürfte sich auch stark auf den Kranken übertragen haben. Sein ständiger Widerstand gegen Kollegen, die Obrigkeit und die Mächtigen seiner Zeit, dessentwegen er immer wieder aus seinem Wohnort fliehen musste, deutet auf eine sehr starke, unbeugsame Persönlichkeit hin. Vermutlich hatte er eine außergewöhnliche Ausstrahlung, die eine suggestive Wirkung auf den Patienten ausübte, so dass auch dieser vom Glauben an seine Heilung angesteckt wurde. Als ihm erst einmal der Ruf vorauseilte, ein hervorragender Arzt zu sein, blickten ihm seine Patienten auch mit der entsprechenden Erwartung entgegen: Ein Mensch, der bisher so vielen geholfen hatte, musste auch ihnen helfen können. Wen Paracelsus behandelte, der erhielt quasi eine Chefarztbehandlung. Ein Teil seiner Heilmittel wirkte wohl im Vergleich zu den bisher bekannten besser, auch wenn sie im Vergleich mit den heutigen Mitteln vermutlich eher schlecht abschneiden würden. Da Paracelsus nicht mehr über die Funktionsweise des Körpers und die Ursache einer bestimmten Krankheit wusste als seine Vorgänger, konnte auch er sie nur in seltenen Fällen ursächlich behandeln. Er mag für seine Zeit ein guter Arzt gewesen sein, aber ein nicht unbeträchtlicher Teil seines Erfolges dürfte einem Placebo-Effekt zuzuschreiben sein.

MYSTIK, MAGIE UND GOTTVERTRAUEN

Paracelsus stand mit einem Bein bereits in der Renaissance, mit dem anderen aber noch im Mittelalter. Das theozentrische, auf Gott bezogene Weltbild begann, einem anthropozentrischen, auf den Menschen bezogenen, zu weichen. Der archaische Glaube an wie auch immer geartete höhere Mächte spielte aber im Leben des Menschen immer noch eine große Rolle. Er fühlte sich als Teil der Natur, nicht als Krone der Schöpfung, die danach strebt, die Natur zu beherrschen. Die Natur stellte er sich als von unsichtbaren Kräften beseelt vor. Das galt auch für Krankheit und Heilung. Der Mensch allein konnte gar nichts bewirken. Die Heilkunst des Arztes lief ebenfalls ins Leere, wenn böswillige Geister im Spiel waren oder die gutwilligen nicht eingreifen mochten, und eine Arznei wirkte nur deshalb, weil eine wohlgesonnene Macht in ihr waltete, sei es eine weise Frau, Wotan und Thor aus der vorchristlichen Zeit oder Gott, Jesus und die Heiligen. Im Namen „Heiland" steckt schon die heilbringende Fähigkeit von Jesus. Dies mag sich zwar in erster Linie auf das Seelenheil beziehen, aber in biblischen Gleichnissen taucht er auch immer wieder als Heiler körperlicher Gebrechen auf. Darauf beriefen sich die Klöster auch immer wieder gerne, wenn ihnen ihre Obrigkeit die ärztliche Tätigkeit verbieten wollte. Wenn der gläubige Mensch im Gebet Gott um Genesung bat, legte er sein Wohlergehen in dessen Hände. Er, der Mensch, konnte ohnehin nichts ausrichten. In dieser Haltung steckte einerseits eine große Bescheidenheit, geradezu Demut vor den höheren Mächten. Andererseits gab sie dem Kranken Zuversicht und Hoffnung, dass die angerufene Macht ihm helfen wird, was sicher einen starken Placebo-Effekt entfaltete oder zumindest die Selbstheilungskräfte stärkte.

Da die christlichen Mächte per se gute Mächte waren, es sei denn, der Mensch hätte sich versündigt, mussten die bösen vom Teufel kommen: Hexen, Zauberer und Unholde bevölkerten ebenfalls die Vorstellungswelt des damaligen Menschen. Das Wort „Hexenschuss" für einen plötzlichen, heftigen

Schmerz im Kreuz erinnert noch an die Idee des bösen Zaubers. Christlicher Glauben und archaische Naturgottheiten vermischten sich. Wenn hinter jedem Ereignis aber irgendeine Macht steht, liegt es nahe, sich direkt an diese Macht zu wenden, um das Ereignis entweder herbeizurufen oder abzuwenden. Dem Gebet stand die Geisterbeschwörung gegenüber. Vor allem hinter Geisteskrankheiten vermutete man einen bösen Zauber, obwohl schon Hippokrates davon überzeugt war, dass sie auf einer Erkrankung des Gehirns beruhen. Aber auch Unfruchtbarkeit, Missgeburten, Unfälle, Seuchen, Kriegspech und unerwiderte Liebe konnten auf das Konto einer Hexe gehen. Dieser Glauben oder Aberglauben zog sich durch die ganze Bevölkerung, auch die gebildete Schicht nahm Zauberei sehr ernst. Darin unterschieden sich die Europäer nicht von Naturvölkern anderer Kontinente. Wie sehr gerade die gebildeten Geistlichen den bösen Zauber fürchteten, zeigte die Inquisition mit ihren unzähligen Todesurteilen, die im 13. Jahrhundert begannen. Die Beschäftigung mit Magie galt aber nicht generell als Verstoß gegen die christliche Lehre, die Kirche unterschied zwischen guter (der weißen) und böser (der schwarzen) Magie. Sie war bis weit ins 19. Jahrhundert hinein gang und gäbe und mit der Naturwissenschaft verschmolzen. In der Alchemie beispielsweise flossen Chemie und Magie zusammen. Der englische Philosoph und Staatsmann Francis Bacon, der von der Mitte des 16. bis zur Mitte des 17. Jahrhunderts gelebt hat und damit schon gegen Ende der Renaissance, führt in seinem Verzeichnis der Wissenschaften die Magie als metaphysische Naturerkenntnis auf. In der Bezeichnung „metaphysische Naturerkenntnis" kommt die Einstellung zum Ausdruck, dass hinter den physischen Erscheinungen in der Natur eine Seele, ein Gott, Geister oder eben magische Kräfte stecken und dass diese ebenso real und wichtig sind wie die mit den Sinnen erfassbaren Phänomene. Noch einmal 100 Jahre später hat sich Goethe nicht gescheut, in seinem „Faust" den Teufel und eine Hexe auftreten zu lassen. Das Buch erschien 1808! Goethe legte die Figur des Teufels nicht so an, als wäre es ein personifizierter Teil seiner eigenen Persönlichkeit, sondern als eigenständiges Subjekt und gleichwertigen Gesprächs- und Geschäftspartner des Dr. Faust. Erst Georg Groddeck, C. G. Jung und Sigmund Freud verlagerten die teuflischen Mächte von außen nach innen, nämlich in das Unterbewusstsein des Menschen.

Der Glaube an magische Kräfte brachte ein breites Instrumentarium hervor, um diese Mächte zu beeinflussen. Es reichte vom Talisman über Beschwörungsrituale und Spruchheilungen bis hin zu Gebetsheilungen, um sich der Unterstützung der guten Kräfte zu versichern. Böse Blicke, Verwünschung, Fluch, Schadenszauber und Hexenrituale wiederum machten die bösen Kräfte zu Verbündeten. Hexen etwa wurde nachgesagt, sie würden Wachsbilder der zu schädigenden Person anfertigen und sie ins Feuer halten. Auch Praktiken wie das Durchbohren von Bildern oder Figürchen des Widersachers, wie sie die Voodoo-Religion kennt, sind überliefert.

HEILEN MIT SPRÜCHEN UND GEBETEN

Wenn sich Krankheiten herbeizaubern lassen, so lassen sie sich auch weg-zaubern. Hexen, Spruch- und Gebetsheiler waren also genauso gefragt wie Ärzte. Entweder die Kranken suchten sie auf, weil der Arzt ihnen nicht helfen konnte oder weil sie der Magie mehr vertrauten als ihm. Ein Star unter den Gebetsheilern war Fürst Alexander von Hohenlohe in der ersten Hälfte des 19. Jahrhunderts. Sein Fall ist recht gut dokumentiert, weil er noch nicht lange zurückliegt und viel Wirbel auslöste. Hohenlohe war Geistlicher, nicht Arzt. Nachdem alle Behandlungsversuche der Mediziner gescheitert waren, die 17-jährige Prinzessin Mathilde von Schwarzenberg in Würzburg zu heilen, ent-schloss er sich, es mit Gebeten zu versuchen. Das Mädchen litt vermutlich an Wirbelsäulentuberkulose und war an den Beinen gelähmt. Zur großen Überra-schung aller hatte er Erfolg mit seiner Methode, und die Prinzessin konnte wie-der gehen. Die Nachricht dieser „Wunderheilung" verbreitete sich wie ein Lauffeuer, und bei einem Besuch in Bamberg empfing ihn dort schon eine Menschenauflauf. Zeitgenössische Quellen berichten, er habe in Bamberg „mehrere Blinde sehend, Taube hörend, Stumme redend" gemacht. Kronprinz Ludwig von Bayern erklärte, er sei durch Hohenlohe von seiner Schwerhörigkeit geheilt worden. Freute sich die Kirche anfangs noch über die Wirkung von Hohenlohes Gebeten, zog sie sich zunehmend von ihm zurück angesichts des Medienrummels, den seine Gabe nach sich zog. Die einen sahen eine Parallele zu den biblischen Wundern, die Christus vollbracht hatte, andere stör-te „der Jahrmarkt" um den Fürsten. Wieder andere, vor allem evangelische Geistliche, befürchteten einen Rückfall in den mittelalterlichen Aberglaube und „Verblendung" des Volkes, sollten sich die „Wunder" des fürstlichen Heilers allzu sehr herumsprechen. Es könne sich bei seinen Erfolgen gar nicht um Wunder handeln, warfen Gegner ein. Kurzum: Die Geistlichen waren sich nicht einig, ob sie ihn als Wunderheiler bejubeln sollten oder als Scharlatan ächten. Schließlich schritt der König von Bayern ein und verbot den Zeitungen, über die Heilungen des adligen Geistlichen zu berichten. Medizinisch erklärbar waren die Erfolge des Fürsten nicht. Möglicherweise war er ein sehr charismatischer Mensch mit hoher Suggestionskraft. Die zeitgenössischen Ärzte suchten ebenfalls nach einer Erklärung für die unerklärlichen Heilungserfolge. Während die einen danach riefen, dem Geistlichen das Handwerk zu verbieten, da er gar kein Arzt sei und somit seine Kompetenzen überschreite, betrachtete der Würzburger Arzt Georg Ernst Vend die Angelegenheit gelassener. Er kam zu dem Schluss, dass Alexander von Hohenlohe den Willen der Patienten, gesund zu werden, verstärke. Er helfe ihnen, ihre Kräfte gegen die Krankheit zu mobilisieren. Eine erstaunlich moderne Ansicht in dieser Sache vertrat der Leiter des Bamberger Krankenhauses, Christian Pfeufer: Die Heilungserfolge des Priesters seien „in nichts anderem als in dem Einfluss der Seele auf den Körper, also nur in einem rein psychischen Verhältnis" zu suchen – dies, lange bevor sich Ärzte mit Psychosomatik beschäftigten.

Normalerweise kamen die Spruchheiler oder Gesundbeter allerdings weder aus dem Adel noch aus dem Priestermilieu. Vor allem Schäfer galten als besonders begabt, es fanden sich aber unter den Heilern auch Schmiede, Mägde und sogar Metzger und Scharfrichter, Berufe, die eher als „fürs Grobe" zuständig gelten. Allerdings schienen im 16. und 17. Jahrhundert überwiegend Frauen, und zwar alte, das Heilen mittels religiöser Formeln und Gebete zu beherrschen. Die Unterscheidung zwischen Heilerin und Hexe wurde dabei eher willkürlich getroffen. Solange die Methode funktionierte, galten die Frauen als „weise", starb aber einer der von ihnen besprochenen Kranken, landeten sie schnell wegen „Zauberei" oder „schwarzer Magie" hinter Gittern. Zudem mussten sie aufpassen, dass sie nur von der Kirche geduldete religiöse Sprüche aufsagten und keine wie auch immer gearteten „bösen" Mächte, hinter denen der Teufel steckte, zur Hilfe riefen. Die heilenden Formeln wurden damals sowohl bei Menschen als auch bei Nutztieren angewandt. So gab es beispielsweise Sprüche zur Vertreibung von Würmern, die Pferde und Menschen kurieren sollten. Die Tatsache, dass die meisten Gesundbeter aus armen Verhältnissen stammten, lässt vermuten, dass es sich um eine leicht zu erlernende und gleichzeitig lukrative Einnahmequelle handelte. Es gibt sogar Belege, dass die heilenden Formeln gegen Entgelt weitergegeben wurden. Eine Ausbildung scheint es demnach nicht gegeben zu haben. Denkbar wäre, dass diese Menschen ihre Ausstrahlung trainierten und professionalisierten, genauso wie ein erfolgreicher Verkäufer nicht unbedingt Betriebswirtschaft studiert haben muss. Es genügt, wenn er seine unter Umständen im Wochenendseminar einstudierten Verkaufssprüche überzeugend vorträgt und erkennt, welche Art von Kunden er vor sich hat. Und ebenso wie ein Verkäufer mussten und müssen auch Heiler das Vertrauen ihres Patienten erwecken.

Die Verbreitung der Spruchheiler ging mit den Fortschritten der Medizin und der schärferen Trennung zwischen Schul- und Alternativmedizin zwar rapide zurück. Aber gegenwärtig vertrauen viele Menschen immer noch Spruch- und Gebetsheilern, vor allem in Fällen, in denen die Schulmedizin trotz modernster Mittel nicht helfen kann. Noch in den 1970er Jahren zählte man in Österreich, Deutschland und der Schweiz zusammen mindestens 300 Spruchheiler.

Fluidum und Magnete

Eine ganz andere Heilmethode, die aus heutiger Sicht auf völlig falschen Annahmen beruhte, aber zu ihrer Zeit sehr beliebt war, ist der Mesmerismus, auch „animalischer Magnetismus" genannt. Ihr Namensgeber war der Philosoph, Theologe und Arzt Franz Anton Mesmer, der von 1734 bis 1815 lebte. Sie fußte noch auf der Vorstellung, dass Makrokosmos und Mikrokosmos miteinander in Verbindung stehen. Auch die Idee, dass eine Krankheit aus einem Ungleichgewicht im Organismus entsteht, steckte noch hinter dieser Methode. Allerdings erklärte sich Mesmer dieses nicht mit Säften oder Elementen, sondern mit einem Fluidum. Dieses Fluidum erfülle, so Mesmers Vorstellung, das ganze Universum einschließlich dem Menschen und verbinde diesen mit seinen Mitmenschen, den Gestirnen und der Erde. Es steuere Nerven, Muskeln und Körpersäfte. Mesmer nannte das Fluidum auch „All-Flut" oder „Lebensfeuer", der treffendste Ausdruck in moderner Terminologie für dieses Prinzip wäre wohl „Lebenskraft". Gerät diese Strömung aus dem Gleichgewicht, muss der Heiler es mit geeigneten Techniken wieder ins Lot bringen. Die Erdanziehungskraft und mit ihr die Gravitationsgesetze, wonach jede Masse andere Masse mehr oder weniger stark anzieht, waren inzwischen bekannt, ihr Entdecker, Isaac Newton, war sieben Jahr vor Mesmers Geburt gestorben. Mesmer glaubte, mit Hilfe der Anziehungskraft, des Magnetismus', ein aus dem Fluss geratenes Fluidum wieder in seine Bahn zu lenken. Das Wort „animalisch" bedeutet zwar auch tierisch, es wäre aber falsch, sich auf diese Bedeutung zu beschränken, auch wenn Mesmer selbst seine Methode als „thierischen Magnetismus" bezeichnet hat. Er verstand aber darunter den

Magnetismus, der jedem Lebewesen innewohnt. Treffender wäre deshalb wohl die Übersetzung „kreatürlicher Magnetismus". Das Thema von Mesmers Dissertation war der Einfluss der Planeten auf die menschlichen Krankheiten. Diese Tatsache bezeugt, dass in der akademischen Welt seiner Zeit die Astrologie immer noch zum Repertoire der Heilkunst zählte. Auch medizinische Experimente mit Magneten stellten nichts Ungewöhnliches dar, Mesmer war nicht der Einzige, der sich damit beschäftigte. Sein Verfahren erregte zunächst mehr Neugier und Interesse als Missbilligung.

Es bestand darin, dass er sich seinem Patienten – wobei man sagen muss, dass es sich meistens um Patientinnen handelte – gegenübersetzte, und zwar so, dass seine Knie die Knie der Kranken berührten. Dabei umschloss er deren Daumen fest mit seinen Händen und blickte ihr starr in die Augen. Dann berührte er ihren Bauch und strich ihr über Arme und Beine. Er verfolgte nicht das Ziel, die Beschwerden direkt zu lindern, sondern vielmehr indirekt, indem er eine Krise herbeiführte. Diese Krise sollte dann die Heilung anstoßen. Mesmers erster und zugleich spektakulärer Erfolg war die Behandlung einer 27-jährigen Patientin, einer „Jungfer Österlin". Sie litt darunter, dass ihr „das Blut ungestümm in den Kopf drang und fürchterlichste Zahn- und Ohrenschmerzen verursachte", so Mesmer. Er gab der jungen Frau ein eisenhaltiges Mittel zum Einnehmen und befestigte Stahlmagneten an ihrem Körper, um das Fluidum erst zum Überlaufen zu bringen, auf dass es anschließend wieder seine gesunde Bahn findet. Tatsächlich fühlte die Patientin den Strom in ihrem Körper und genas daraufhin von ihrem Leiden. Mesmer ging davon aus, dass nicht allein die Magneten die Frau geheilt hatten. Er erklärte sich die Genesung mit seinem eigenen Fluidum. Die magnetischen Wellen im Körper der Patientin mussten von seinem Fluidum ausgegangen sein, die Magneten hätten es nur verstärkt und gelenkt.

Die Heilung der Jungfer Österlin machte Mesmer mit einem Schlag berühmt. Da er obendrein in den einflussreichen Kreisen der Gesellschaft verkehrte, unter anderem gehörten der Wiener Hofastronom und die Familien Mozart und Haydn zu seinen Freunden, sprach sich sein Erfolg schnell herum. Er sah sich einem solchen Ansturm an Patienten gegenüber, dass er dazu überging, sie in Gruppen abzufertigen. Dazu stellte er einen sogenannten Gesundheitszuber oder Bacquet in die Mitte des Behandlungsraumes und füllte das Gefäß mit magnetisch aufgeladenem Wasser, Kohlestücken, Glasscherben oder Metallspänen. Mittels Spiegeln reflektierte er das Fluidum, um es zu verstärken; magnetisierte Instrumente sollten mit ihren Tönen zusätzliches Fluidum erzeugen und verteilen. Für den magnetischen Fluss zwischen Bacquet und Patient sorgten lange Eisenstäbe. Außerdem verband er die Patienten mit Bändern sowohl untereinander als auch mit dem Zuber. Dieses Kraftfeld, das Mesmer so zu erzeugen versuchte, sollte bei den Patienten die heilsame Krise auslösen. Möglicherweise steckten sich die Beteiligten gegenseitig an, sobald sich die Krise bei den ersten Personen zeigte.

Carl Gustav Carus, Mediziner und Maler aus Dresden, beschreibt in seinen Erinnerungen eine Sitzung bei Karl Christian Wolfart, einem glühenden Anhänger Mesmers: „Als ich nun abends in das Heiligtum des Magnetismus eingeführt wurde, bot sich mir ein sonderbarer Anblick dar. Der ziemlich große Saal war spärlich erleuchtet, man trat ein unter herabrollenden Vorhängen, und rings an den Wänden standen hinter ähnlichen Vorhängen und spanischen Wänden Sofas und Armsessel in noch tieferem mystischen Dunkel. In der Mitte des Saales stand der große Bacquet. … Hier sah die Maschine aus wie ein großer, aber nicht hoher Ofen, aus dem eine starke Eisenstange heraufragte, an welcher weiter oben eine Anzahl breiter bunter Wollenbänder befestigt waren, deren eins jede der Kranken, die im Kreise auf Stühlen um den Bacquet saßen, mit dem freien Ende in die eine Hand bekam, damit dann mit der andern Hand durch regelmäßiges Herabstreichen das magnetische Fluidum den Nerven zugeführt werden könne, was nach der Gläubigen Meinung in dem Eisenstabe aufsteige und durch die leitenden Bänder sich ausbreite." Die Zeremonie erscheint heute ziemlich abgehoben, es ist aber davon auszugehen, dass die Mesmeristen ganz ernsthaft bemüht waren, ihren Patienten zu helfen.

Mesmer blieb, obwohl er studierter Arzt und auf dem Wissensstand seiner Zeit war, nicht lange unumstritten. Er erfreute sich bei seinen Patienten einer außergewöhnlichen Beliebtheit und konnte hohe Summen für seine Behandlung verlangen. Die Wiener Ärzteschaft aber bezichtigte ihn der Scharlatanerie, bestenfalls betrachteten sie seine Methode als Spinnerei. Als ihm schließlich die Heilung einer prominenten blinden Pianistin, Schützling von Maria Theresia, misslang, der er das Sehvermögen zurückgeben wollte, zog er es vor, nach Paris zu ziehen. Dort hatte man schon von ihm gehört, und er konnte hoffen, mit offenen Armen empfangen zu werden. Was die misslungene Heilung betraf, so mutmaßte Mesmer, er habe nur deshalb versagt, weil weder die Patientin selbst noch ihre Familie ernsthaft daran interessiert gewesen seien. Die Blindheit verschaffte der Pianistin in der Tat eine Ausnahmestellung, die ihrer Familie bei der Vermarktung ihres Talentes half. Hätte sie sehen können, wäre

sie nur eine unter vielen gewesen, insofern lässt sich Mesmers Verdacht nachvollziehen. Er selbst war schließlich überzeugt von seinem System.

In Paris, wo er sich 1778 niederließ, fand er tatsächlich wieder einen großen
und auch prominenten Patientenkreis. Allerdings begann er auch dort irgendwann den Unmut seiner Kollegen zu erregen, die seine Methode als unwissenschaftlich bezeichneten. Schließlich stellte der französische König ein wis-
senschaftliches Komitee zusammen, das den Mesmerismus beurteilen sollte.
Aufgabe der Kommission war es, festzustellen, ob das Fluid existiert oder ob
es sich um eine bloße Erfindung handelt. Zudem ging sie der Frage nach, ob
die Methode am Ende deshalb funktioniert, weil die Mesmeristen ihren
Patienten diese Wirkung erfolgreich suggerierten. Auch Benjamin Franklin, der
zu dieser Zeit als amerikanischer Gesandter in Paris lebte, gehörte dieser
Kommission an. Er ließ zwei Experimente durchführen. Im ersten verbanden die
Prüfer den Patientinnen die Augen, sie konnten den Magnetiseur folglich nicht
sehen. Fragte man sie anschließend, wo sie das Fluid gespürt hatten, beschrieben sie es wahllos über den Körper verteilt. Sahen sie hingegen den
Mesmeristen, erklärten sie sehr detailliert, wo das Fluid geflossen sei.

Im zweiten Versuch sagte man den Teilnehmerinnen der Mesmerist stünde hinter einem Vorhang im Nachbarzimmer. Das stimmte in einigen Fällen, in anderen Fällen jedoch nicht. Das Ergebnis der Kommission: Es spielte überhaupt
keine Rolle, ob sich tatsächlich ein Magnetiseur hinter dem Vorhang befand
oder niemand da war. Eine Wirkung trat dann ein, wenn die Patientin
glaubte, es stünde einer da. Im Jahr 1784 erklärte die Kommission den
Mesmerismus offiziell für unwirksam. Seine Wirkung gehe von der
Vorstellungskraft der behandelten Person aus und nicht von der Anwesenheit,
geschweige denn Beeinflussung irgendeines Fluids. Praktiziert wurde die
Methode dennoch weiterhin.

In Deutschland nahm die Entwicklung eine andere Wende. Die preußische
Regierung setzte einige Jahre nach der französischen, genauer 1812, ebenfalls eine Untersuchungskommission ein. Deren Ergebnis fiel am Ende aber positiv aus, woraufhin die Universitäten Berlin und Bonn Lehrstühle für Mesmerismus
einrichteten. Karl Christian Wolfart wurde 1817 zum Professor für
Naturphilosophie in Berlin ernannt. In seiner Praxis ließen sich keine
Geringeren als der Staatskanzler Karl August Hardenberg, Friedrich
Schleiermacher, Friedrich Carl von Savigny und Johann Gottlieb Fichte behandeln. Das zeigt, dass der animalische Magnetismus zu seiner Zeit als seriöse

Therapiemaßnahme angesehen wurde. Die Erkundung des Fluids gehörte zur Naturwissenschaft, schließlich wussten die Forscher erst, nachdem sie die Piste eingeschlagen hatten, dass diese in eine Sackgasse mündet. Rein praktisch hat die Methode in vielen Fällen Erfolg gezeigt, obwohl ein Magnetismus in dieser Form physikalisch nicht nachweisbar und ziemlich sicher auch nicht vorhanden ist.

Der Marquis de Puységur, Mesmers bekanntester Schüler, der die Methode weiterentwickelte, erkannte, dass die Vorstellung eines Fluidums falsch war. Das eigentlich Wirksame bei der Heilung sei der Wille des Magnetiseurs. Er praktizierte den Mesmerismus trotzdem und brachte Elemente der Hypnose ein. Nun ist Hypnose zwar nicht das Gleiche wie ein Placebo. Zum einen wird Hypnose vorwiegend in der Psychotherapie angewandt. Zum anderen gibt der Hypnotiseur nicht vor, etwas anderes zu tun, als zu hypnotisieren, im Gegensatz zu einem Arzt, der vorgibt, es handele sich bei der Mehlkugel um eine echte Tablette. Ganz streng trennen lassen sich die beiden dennoch nicht. Vertrauen in die eigene Heilkunst seitens des Therapeuten und Vertrauen in den Therapeuten seitens des Patienten spielen bei beiden mit. Und auch Placebos wirken nicht nur über Täuschung, sondern sie wirken auch dann, wenn der Patient weiß, dass es sich um solche handelt. Insofern lässt sich der Erfolg einer magnetischen Behandlung auch mit einem Placebo-Effekt erklären.

MODERNE WISSENSCHAFT VERSUS TRADITION

Das 19. Jahrhundert brachte die Naturwissenschaft rasant nach vorne, und ihre einzelnen Disziplinen Physik, Chemie, Biologie, Medizin und Pharmazie entwickelten sich zunehmend in völlig eigenständige Zweige. Der Chemiker Louis Pasteur und der Mediziner Robert Koch entdeckten unabhängig voneinander, dass manche Krankheiten durch Kleinstorganismen, die wir heute als Bakterien kennen, entstehen. Pasteur fand außerdem heraus, dass diese Organismen, er nannte sie „Spaltpilze", weil er beobachtete, wie sie sich teilen, keine Hitze vertragen und man sie demnach durch Abkochen töten kann. Die Sterilisation und die Wichtigkeit von Hygiene zur Prävention von Krankheiten wurden damit bekannt. Die ersten Impfstoffe folgten. Rudolf Virchow, der eine streng naturwissenschaftliche Vorgehensweise in der Medizin verfocht, errang ab 1858 mit seiner These Weltruhm, dass jede Krankheit im Körper in dessen kleinster Einheit, der Zelle, ihren Ursprung nimmt. Bis die neuen Erkenntnisse allgemein akzeptiert wurden, dauerte es zwar noch etwas. So beschwerte sich beispielsweise Rudolf Virchow darüber, dass seine Kollegen moderne Methoden wie das Abhören, das Abklopfen und die mikroskopische Untersuchung von Gewebe ablehnten. Aber es begann allmählich, ein Riss durch die Ärzteschaft zu gehen.

Wer weiterhin nach den alten Vorstellungen behandelte, musste damit rechnen, als Quacksalber verschrien zu werden. Rudolf Virchow bezeichnete Heilkundler, die nach traditionellen Methoden vorgingen, als „Propheten des Aberglaubens" und „Phantome des Mittelalters". Virchow erforschte die Zellen als kleinste Einheit des Körpers. Sein Ziel war es, den Sitz des Übels im Körper herauszufinden, die Krankheit zu lokalisieren und ihren exakten Ausgangspunkt zu bestimmen. Der Blick der Mediziner wandte sich ab vom Organismus als Ganzes und verengte sich auf einzelne Teile, von denen die Krankheit ausgeht. Von Ungleichgewichten war keine Rede mehr. Heilung zielte darauf ab, das Übel zu beseitigen, nicht die Gesundheit insgesamt zu stärken. Man könnte dies mit dem Schlagwort „mechanistische Denkweise" abtun. Doch damit würde man den durchaus sinnvollen und segensreichen Entdeckungen nicht gerecht. Die Methoden, die auf den alten Vorstellungen beruhten, wie die der vier Säfte oder der Elemente, die das Zusammenspiel im Organismus regeln, waren der modernen Heilkunst in vielen Dingen klar unterlegen. Einer der Hauptgründe dafür, warum sich beispielsweise Seuchen verbreiten konnten, war ein Mangel an Hygiene. Sie zu vermeiden, trug unstrittig mehr zur Erhöhung der Lebensqualität bei, als die Krankheit mit Hilfe von Theriak, Aderlässen oder Sprüchen zu bekämpfen. Es wird auch kaum jemand ernsthaft bestreiten, dass die Entwicklung wirksamerer Medikamente und die Fortschritte in der Chirurgie den Menschen großen Nutzen brachten. Allerdings wurde im Zuge des Fortschritts das Kind sozusagen mit dem Bad ausgeschüttet. Die streng rationale Medizin grenzte sich immer schärfer von den traditionellen Methoden ab, anstatt deren nützlichen Elemente zu übernehmen. Ins Hintertreffen geriet dabei unter anderem auch die Arzt-Patienten-Beziehung. Es spielte keine Rolle, ob der Arzt genau hinhörte oder mit Empathie bei der Sache war, Hauptsache, er diagnostizierte das Leiden richtig und behandelte es nach den neuesten Regeln seiner Kunst. Umgekehrt brauchte der Patient nicht zu verstehen, was ihm fehlt. Solange er seine Arznei vorschriftsmäßig einnahm und sich auch sonst an die Anweisungen des Arztes hielt, würde die Genesung schon von selbst eintreten. Wie der Kranke seine Krankheit empfand, welche Bedeutung er ihr beimaß, ob er sie als Schicksal oder vorübergehende

Beeinträchtigung hielt, war ebenfalls nebensächlich. Der Mediziner wusste, was zu tun ist, und entband damit den Patienten von seiner Verantwortung dem eigenen Körper gegenüber. Die ärztliche Kunst bestand nicht darin, die Selbstheilungskräfte zu unterstützen und damit das Übel von innen anzugehen, sondern es allein von außen zu bekämpfen. Selbstheilungskräfte wurden zunächst schlichtweg ignoriert. Diese Vorstellung entsprach ganz dem Ansatz, den Hippokrates schon 2000 Jahre zuvor verfolgt hatte, und trieb ihn auf die Spitze. Diese streng naturwissenschaftliche, systematische Betrachtungsweise von Körper und Krankheit wurde zunehmend zum „Mainstream" und ist es bis heute geblieben.

Die Standesvertreter suchten nach treffenden Begriffen, um die beiden Richtungen voneinander zu unterscheiden. Mal wurde die naturwissenschaftlich orientierte Medizin, die wir heute als „Schulmedizin" bezeichnen, „rationale" Heilkunde, mal „wissenschaftliche" Medizin genannt. Samuel Hahnemann, der Begründer der Homöopathie, gab ihr den Namen „Allopathie", der heute noch vereinzelt im Ladenschild vor allem älterer Apotheken auftaucht. Allopathie bedeutet, dass die Krankheit mit etwas „Andersartigem" behandelt wird, während die Homöopathie „Gleiches mit Ähnlichem" zu behandeln versucht. Die eher volkstümlichen Behandlungsweisen fassten die Ärztevertreter schon früh unter der Bezeichnung „Naturheilkunde" zusammen. Allerdings umfasste dieser Begriff in erster Linie die Behandlung mit natürlichen Elementen wie Bäder, Diät, Licht, Kälte- und Wärmereize, das heißt Verfahren, die sich heute noch in Kneipp- oder bestimmten Fastenkuren finden. Die Bezeichnung war also ursprünglich enger gefasst als nach heutigem Verständnis.

DIE NATUR ALS HEILERIN

Zu Beginn des 19. Jahrhunderts setzte mit Eucharius Oertel und Vincenz Prießnitz ein neuer Boom für die Badekuren ein. Diese knüpften an die Tradition der Badhäuser des Mittelalters und der Renaissance an, dienten aber ausschließlich der Gesundheit, nicht der Sauberkeit oder Schönheit. Vincenz Prießnitz, der 1799 im damaligen Schlesisch-Österreich geboren wurde, hatte keinerlei medizinische Bildung genossen. Er stammte aus einer Bauernfamilie und konnte nicht einmal lesen und schreiben. Sein einziges schriftliches Werk, das Vincenz Prießnitz'sche Familien-Wasserbuch, mit dem er Laien eine Anleitung zur Selbstbehandlung an die Hand geben wollte, diktierte er einige Jahre vor seinem Tod einer seiner Töchter. Solche Handbücher waren damals recht beliebt, vor allem auf dem Land mit weitem Weg zum nächsten Arzt. Die Wasserkuren hatte er durch Eigenbehandlung an sich selbst entdeckt, zunächst anhand von feuchten Kompressen zur Behandlung eines Rippenbruchs. Er erweiterte seine Methoden und ergänzte sie um Diätkuren, Bewegung, Luft- und Sonnenbäder. Bestandteile seiner Therapie waren Schwitzbäder, kalte Güsse, warme und kalte Wickel, Klistiere und Trinkkuren. Fasten gehörte nicht zu Prießnitz' bevorzugten Maßnahmen, schließlich sollte der Kranke gestärkt werden. Bei einigen Indikationen, etwa Durchfall, Erbrechen, Ohnmacht, Kopfweh oder Übelkeit empfahl er zwar, bis zum Abklingen der Beschwerden nichts zu essen, das dürfte in diesen Fällen aber ohnehin nicht schwerfallen. Für vielversprechender hielt er kalte und vegetarische Kost, die er bei entzündlichen Erkrankungen und Magenbeschwerden verordnete. Diese Ernährungsempfehlung entsprang weniger der Erkenntnis, dass Kälte antientzündlich wirkt, als dem Konzept der „natürlichen" Lebensweise. „Wenn Sie einem Jagdhund kalte Speisen geben, so behält er seinen Geruch und bleibt tauglich", erklärte Prießnitz. „Geben Sie ihm aber warmes und heißes Essen, verliert er den Geruchssinn und wird unnütz." Behandlungsziel war letztlich Abhärtung und das Auswaschen „schlechter Säfte" aus dem Körper, an die Prießnitz noch glaubte. Aderlass, Blutegel und Schröpfen lehnte er jedoch ab.

Nachdem immer mehr Menschen zu ihm kamen, um sich nach seinem System behandeln zu lassen, errichtete er ein Badhaus. Seine Beliebtheit sprach sich herum, und so blieben auch die Anfeindungen seitens der Konkurrenz, nämlich der studierten Ärzte, nicht aus, zumal Prießnitz nicht der Einzige war, der Wasserkuren praktizierte. Er unterschied sich von anderen lediglich darin, dass er ein eigenes, zeitgemäßeres System entwickelt und einen gewissen Bekanntheitsgrad erreicht hatte. Während ein Teil der Akademiker die Wasserkuren oder Hydrotherapie als Ergänzung zur eigenen Behandlung betrachtete, auch wenn ihre Wirkweise wissenschaftlich noch nicht geklärt war, lehnten andere sie rigoros ab. Dieser Teil der Ärzteschaft hielt die Wasserkuren für Hokuspokus und bezeichnete die Hydrotherapeuten gar als „Afterärzte", die unter dem Dach der „geheiligten Wissenschaft" nichts verloren hätten. Auch den Vorwurf, statt von Prießnitz'schen Umschlägen könnte man genauso gut von hippokratischen sprechen, mussten sich die Wasserheilkundler gefallen lassen. Gemeint war damit, dass ihre Heilkünste sich seit der Antike nicht weiterentwickelt hätten und somit gar nicht so wirkungsvoll sein konnten wie die wissenschaftliche Medizin. Es kam schließlich zu einer Anklage wegen

Kurpfuscherei, die jedoch mit einem Freispruch endete. Das Gericht begründete seine Entscheidung damit, dass Prießnitz nicht mit Medikamenten arbeite, sondern in erster Linie mit Wasser. 1830 erhielt Prießnitz von der österreichischen Regierung die Genehmigung, eine Wasserheilanstalt zu gründen. Aus dieser entwickelte sich die renommierte Kuranstalt Gräfenberg, heute Bad Gräfenberg, in der tschechischen Landessprache Lázně Jéseník. Die Hydrotherapie gilt heute als anerkannter Bestandteil von Präventions- oder Rehabilitationskuren. Bekannt gemacht hat die Prießnitz'schen Methoden vor allem Eucharius Ferdinand Christian Oertel, der im bayerischen Ansbach lebte. Er praktizierte die Wasserkur zwar nicht selbst, aber er war überzeugter Anhänger der neuen Prinzipien und im Gegensatz zu Prießnitz ein begnadeter Redner und Schreiber. Vor allem durch seine Publikationen erfuhren Fachkreise und das breite Publikum von der Hydrotherapie.

In Österreich entschied 1895 das Innenministerium, dass die Kneipp'sche Methode der kalten Güsse nicht als wissenschaftliche, auf rationellen Grundsätzen beruhende Heilmethode gelten könne. Verboten hat es die Anwendung aber nicht. Sebastian Kneipp, der 30 Jahre später als Prießnitz geboren wurde und dessen Kuren kannte, erging es in Deutschland ebenso. Seine erste Anzeige wegen Verstoßes gegen das Kurierverbot erhielt er 1853. Der Richter verurteilte ihn zwar zu zwei Gulden Strafe, ließ sich aber angeblich anschließend von Kneipp eine Kur gegen sein Rheuma zusammenstellen. Wie Prießnitz hatte auch Kneipp keinerlei medizinische Vorbildung – er war Pfarrer – und die Wasserkur durch Eigenversuch entdeckt. Er war nämlich in seiner Jugend an Tuberkulose erkrankt. Eines Tages soll er, um sein Fieber zu senken, kurz in der eiskalten Donau gebadet haben und sofort danach nach Hause gerannt sein. Als er merkte, dass es ihm nach dem kalten Bad mit anschließendem Warmlaufen besser ging, wiederholte er die Prozedur regelmäßig. Er ergänzte die Maßnahme durch Halbbäder und Güsse und konnte sich schließlich vollständig von seiner Tuberkulose heilen. Später ließ er sich in die Pflanzenheilkunde einweisen und schloss auch Elemente daraus in seine Methode ein.

Obwohl es nicht bei einer Anzeige blieb und er schließlich eine Unterlassungserklärung abgeben musste, wonach er noch nicht einmal solche Kranken annehmen würde, denen die Ärzte nicht helfen können, setzten sich seine Heilmaßnahmen durch. Mitglieder des Hochadels riefen nach ihm, und sogar Papst Leo der XIII. ließ sich von ihm behandeln und verlieh ihm den Titel eines

Monsignore. Kneipp legte aber zeitlebens Wert darauf, auch solchen Patienten zu helfen, die sich einen Arzt nicht leisten konnten. Während einer Cholera-Epidemie soll er eine Frau vollständig geheilt haben, was ihm den Namen „Cholera-Kaplan" einbrachte und seinen Bekanntheitsgrad in die Höhe schnellen ließ. In seinem Wohnort Wörishofen, wohin er ursprünglich als Beichtvater für ein Dominikanerinnen-Kloster berufen wurde, stieg die Zahl der Badehäuser stetig an, in einem Sommer konnten bis zu 6.000 Kurgäste kommen. Der Gemeinderat ließ Wörishofen zum Kurort ausbauen. Diesen Ansturm bewältigte Kneipp allerdings nicht mehr allein, zumal er auch Bücher schrieb und Vorträge hielt, sondern gemeinsam mit Mitstreitern, darunter studierte Ärzte und Apotheker. 1890, da war Kneipp knapp 70 Jahr alt, gründete ein befreundeter Verleger den Kneipp-Verein, der heute noch existiert. Kneipp starb im Alter von 76 Jahren an einem Tumor, den er versuchte, mit seinen eigenen Methoden zu behandeln, was ihm in diesem Fall aber nicht gelang. Eine Operation schloss er aus und beharrte damit ebenso stur auf seinen Vorstellungen wie seine Gegner aus dem schulmedizinischen Lager.

Insgesamt legten die Vertreter der Naturheilkunde oder Naturheilverfahren Wert auf eine „natürliche" Lebensweise mit einfacher Ernährung, Bewegung, aber auch der nötigen Ruhe und Schonung. Sie setzten auf den „natürlichen Instinkt", wie sie es nannten, mittels dessen der Mensch intuitiv spürt, was ihm zuträglich ist und was ihn krank macht. Diese Idee ließ dem Patienten viel mehr Autonomie und Verantwortung über seinen Körper. Die Heilung musste letzten Endes von ihm selbst kommen, der Heilkundler konnte ihm dabei nur Methoden an die Hand geben. Im Kreise der Naturheilkundler fanden sich viele Laien ein, die sich berufen fühlten, aber nicht auf einer medizinischen Fakultät studiert hatten. Naturwissenschaftliche Medizin und Naturheilkunde standen sich gegenüber, und obwohl beide das Wort „Natur" im Namen trugen, konnten die Gegensätze härter nicht sein. Das Wort „Schulmedizin" fand erst gegen Ende des 19. Jahrhunderts Eingang in den Sprachgebrauch der Mediziner, taugte aber besser zur Abgrenzung gegenüber der Naturheilkunde, weil es eben den Bestandteil „Natur" aus dem Namen verlor. Die ältere Bezeichnung „Allopathie" von Hahnemann blieb daneben bestehen, setzte sich im allgemeinen Sprachgebrauch jedoch nicht durch.

Dem Volk allerdings war das Gerangel um den richtigen Namen und die genaue Abgrenzung der beiden extremen Strömungen einerlei. Es ging so gerne zu Naturheilkundlern, dass einige Ärzte um die Volksgesundheit fürchteten, sollte die Politik nicht eingreifen, um die „Kurpfuscherei" zu verbieten. 1845 gab es in Deutschland zwischen 70 und 80 sogenannte Wasserheilanstalten, was ein Indiz für die Beliebtheit ist, deren sich die Kuren trotz Berufsverboten, beispielsweise für Sebastian Kneipp, damals erfreuten. Rudolf Virchow stellte fest, dass bei den Patienten „nicht so sehr ein tatsächliches Verständnis als vielmehr ein rechter Glaube an den Heilkünstler und an die Wirkungen seines Verfahrens" zähle. Allerdings wäre das gemeine Volk vermutlich leichter von der Schulmedizin zu überzeugen gewesen, hätte die Behandlung durch Naturheilkundler nicht ebenfalls Erfolg gezeigt. Der Glaube spielte wohl nicht nur eine Rolle bei der Wahl des Therapeuten, sondern auch beim Erfolg der Behandlung – auch wenn Kritiker den Glauben als „Aberglauben" bezeichneten. Zu dem Glauben kam natürlich auch schlicht die Gewohnheit und vielleicht ein Misstrauen vor dem unbekannten Neuen. Die traditionellen Heilmethoden, gleichgültig, ob sie ein Arzt oder ein Quacksalber praktizierte, waren schließlich fest in den Gewohnheiten der Bevölkerung verankert. Vor der Geburt beispielsweise ließ die Familie eine Hebamme kommen, keinen Arzt. Das war eine jahrhundertealte Tradition, und die Gebärende hatte zur Hebamme Vertrauen. Mit den geburtshelferischen Künsten eines Arztes fehlte die Erfahrung. Sie konnten besser oder schlechter sein als die bekannten, es gab aber gar keine Vergleichsmöglichkeit, weil standardmäßig eben die Hebamme half. Dazu mochte noch Misstrauen oder Schamhaftigkeit kommen, weil studierte Ärzte damals ausnahmslos Männer waren. Geburt war Frauensache, bei der noch nicht einmal der Ehemann etwas zu suchen hatte, geschweige denn ein männlicher Geburtshelfer, und sei er medizinisch auch noch so gebildet. Allenfalls bei einem Kaiserschnitt war ein Arzt gefragt. Ähnlich verhielt es sich bei Krankheiten. Die Menschen waren gewohnt, dass der Heilkundige oder derjenige, der vorgab, es zu sein, sich nach ihren Beschwerden erkundigte und dann Kräuterpillen, eine bunte Tinktur, eine Diät oder einen Aderlass verordnete. Auch wenn diese Maßnahmen häufig nur einen Placebo-Effekt auslösten, waren es nun einmal die Methoden, die man kannte und von denen sich die Patienten zumindest einbildeten, dass sie halfen. Die neuen diagnostischen Methoden wie Abhören und Abklopfen dagegen waren fremd, und ihr Sinn erschloss sich nicht ohne Weiteres. Bei den Patienten setzte sich die Schulmedizin als bevorzugte Richtung erst im Laufe des 20. Jahrhunderts durch. Inzwischen nähern sich die beiden Konkurrenten Schul- und Alternativmedizin vorsichtig, zum einen aufgrund von Druck seitens der

Patienten, die zunehmend sogenannte sanfte Methoden wünschen. Zum anderen öffnen sich die Ärzte zunehmend von sich aus Methoden, die nicht in ihren Lehrbüchern vorkamen. Es zeigt sich eine Entwicklung, die der englische Anthropologe Francis Galton, der von 1820 bis 1911 gelebt hat, am Anfang der Spaltung der Ärzteschaft schon anregte. Es gelte, „Medizin und Religion, Glauben und Heilen von Neuem zusammenzudenken und die alte Streitfrage, ob Beten hilft oder nur frommer Selbstbetrug ist, wissenschaftlich zu erforschen." Das Beten lässt sich ohne Weiteres auf andere Arten des Heilens übertragen, die rational nicht erklärbar sind. Ob solche Verfahren allerdings überhaupt wissenschaftlich erforschbar sind oder sich den entsprechenden Methoden entziehen, bleibt dahingestellt. Es wäre aber vielleicht schon ein Schritt in die richtige Richtung, die beiden Richtungen zusammenzudenken.

Heilsamer Zauber heute

Glauben kann nicht nur Berge versetzen

In jede Behandlung fließen auch psychische und geistige Faktoren mit ein, nicht zuletzt die Interaktion zwischen Arzt und Patient. Die beiden Faktoren Erwartung und Konditionierung, die dem Placebo-Effekt zugrunde liegen, entspringen der seelischen Seite des Menschen. Der Patient selbst kann diese beiden Faktoren kaum beeinflussen, der Therapeut schon eher, aber auch nur begrenzt, geschweige denn, dass einer von ihnen sie einfach ein- und ausschalten könnte, so wie man beschließt, ein Medikament einzunehmen oder es abzusetzen. Es gibt jedoch auch Therapieformen, die bewusst auf der psychischen Ebene ansetzen, um körperliche Beschwerden zu heilen oder zumindest zu lindern. Dazu zählen neben den klassischen Psychotherapiemethoden Entspannungstechniken, Hypnose oder auch Meditation. Daneben gibt es Therapieformen, die zwar auf der körperlichen Ebene ansetzen, deren Wirkweise sich aber mit den üblichen Methoden nicht feststellen lässt, wie beispielsweise Techniken, die auf Reflexzonen beruhen, oder Reiki. Eine dritte Kategorie der heilsamen Maßnahmen greift auf der geistigen Ebene, das ist die Kategorie, die sich unter dem Oberbegriff „Glauben" zusammenfassen lässt, gleichgültig, ob man darunter den christlichen Glauben versteht, den Glauben an irgendeine Außenseitermethode oder den Glauben an eine gemeinhin anerkannte Therapie. Mit dem Placebo-Effekt hat der Glauben insofern etwas gemein, als er sich nicht willentlich beeinflussen lässt. Das gilt aber auch für psychotherapeutische Prozesse, auch diese unterliegen nur sehr eingeschränkt dem Willen. Und ein Medikament wirkt nur halb so gut, wenn überhaupt, wenn der Glaube an seine Wirksamkeit fehlt. In einem weiten Sinn gefasst, gehört der Glaube zu jeder erfolgreichen Behandlung. Per Definition bezeichnet der Placebo-Effekt zwar eine medizinische Scheinbehandlung. Es gibt jedoch auch Heil-Effekte, die streng genommen nicht unter den Placebo-Effekt fallen, bei denen der Patient aber auch keinen Wirkstoff erhält und die nicht medizinisch oder überhaupt wissenschaftlich zu erklären sind. Dazu gehört beispielsweise die Hypnose, die – obwohl kein chemischer Wirkstoff verabreicht wird – chemische Veränderungen im Körper bewirkt. Dazu gehören auch Homöopathie oder Bachblütenlösungen, in denen kein Wirkstoff mehr nachzuweisen ist, die aber dennoch in vielen Fällen wirken. Und dazu gehören auch die Heilwirkungen, an die man zuerst denkt, wenn das Wort

„Glauben" fällt, nämlich Gebetsheilungen und „Wunderheilungen" nach Wallfahrten. Im westlichen Kulturkreis sind die Gebets-, Geist- und Spruchheilungen die ältesten Methoden, die sich den Glauben an höhere Mächte zunutze machen, um Krankheiten zu lindern oder zu kurieren. Aber auch Wunderheilungen durch eigenes Beten zu Gott, Christus oder Schutzheiligen zählen dazu. Wie beim Placebo-Effekt dürfte auch hier die Erwartungshaltung die eigentlich heilsame Komponente bilden.

Als Erklärung für ihre außergewöhnlichen Fähigkeiten ziehen Gebets- und Geistheiler häufig Christus selbst heran, von dessen Heilkräften die Bibel an verschiedenen Stellen berichtet. Er soll Blinde sehend und Lahme gehend gemacht, Aussätzige geheilt und sogar Tote wiedererweckt haben. Unter Theologen ist umstritten, ob diese Berichte wörtlich zu nehmen oder gleichnishaft zu verstehen sind. Letzten Endes spielt das keine große Rolle, denn der Glaube an Wunder und heilendes göttliches Wirken existiert auch in nicht christlichen Kulturen, und es gab ihn auch schon in vorchristlicher Zeit.

Heutzutage sind es meistens Patienten, die schon eine Odyssee durch Arztpraxen und Krankenhäuser hinter sich haben und bei denen die üblichen Therapien nicht mehr helfen, die einen Geist- oder Gebetsheiler aufsuchen. Diese Menschen müssen nicht unbedingt besonders religiös sein im christlichen Sinn. In einer Umfrage stuften sich die Klienten von Heilern in Österreich zwar als überdurchschnittlich religiös ein, aber nur die Hälfte von ihnen ist konfessionell gebunden. Im Durchschnitt der Bevölkerung sind dagegen 87 Prozent kirchentreu. Die Zeitschrift „Psychologie heute" berichtete in ihrer Ausgabe 19/2008, dass 65 Prozent aller Österreicher an übernatürliche Phänomene glauben. Besonders hoch sei der Glaube an Wunderheilungen, Telepathie und Hellsehen. Auch Schutzengel und Talismane genießen relativ viel Vertrauen. Von einer „spinnerten" Minderheit kann demnach keine Rede sein. In England sollen schätzungsweise 14.000 Geistheiler 22.000 niedergelassenen Ärzten gegenüberstehen, von denen sich viele nicht scheuen, angesichts der Beliebtheit ihrer nicht medizinischen Konkurrenten mit diesen zusammenzuarbeiten. Gebets- und Geistheiler dürfen dort allerdings auch nur unter ärztlichen Fittichen praktizieren. In Österreich leben schätzungsweise 170 Heiler. Nach Angaben der Gesellschaft für Parapsychologie ist deren Attraktivität in den vergangenen 15 Jahren gestiegen, das heißt, immer mehr Menschen konsultieren einen Heiler, die meisten davon parallel zu einem Schulmediziner.

Eine Reihe von Studien, fast ausschließlich US-amerikanische, konnte nachweisen, dass gläubige oder spirituelle Menschen von vornherein seltener unter gesundheitlichen Problemen leiden als Agnostiker. Sie haben einen niedrigeren Blutdruck, weniger Herz-Kreislauf-Erkrankungen, müssen seltener ins Krankenhaus und leben länger. Werden sie doch einmal krank, genesen sie schneller. Zudem weisen sie ein stärkeres Immunsystem auf, das sie vor Infektionen und chronischen Erkrankungen schützt. Möglicherweise schenken Spiritualität und Gottesglaube innere Zuversicht, Urvertrauen und eine größere Gelassenheit gegenüber den Wechselfällen des Lebens. Der Risikofaktor „Stress" könnte somit deutlich sinken. Die Zuversicht, dass schon „alles wieder gut wird" und eine höhere Macht ihre schützende Hand über dem Menschen hält, dürfte die Selbstheilungskräfte fördern. Religiöse Menschen leben möglicherweise gesünder, rauchen seltener und halten sich mit Alkohol zurück. Eine wirklich gesicherte Erklärung gibt es aber letzten Endes für diesen Zusammenhang nicht. Kritiker beanstanden bei diesen Studien, dass sie negative Aspekte des Glaubens nicht berücksichtigen, im Gegensatz zu Medikamententests, wo auch die Nebenwirkungen geprüft werden. Skepsis ist auch insofern berechtigt, als es in den USA religiöse Lobbygruppen gibt, die solche Studien finanzieren und darauf achten, dass nur diejenigen Untersuchungen an die Öffentlichkeit geraten, die zum gewünschten Ergebnis kommen. Insgesamt prägt die Gottesfurcht das Weltbild der US-Amerikaner viel stärker als in Europa und zieht sich sogar bis hinein in die Weltpolitik. Eine europäische Studie konnte jedoch vor zwei, drei Jahren zeigen, dass Mönche die gleiche Lebenserwartung haben wie Nonnen, während Männer außerhalb der Klostermauern im Durchschnitt bekanntlich früher sterben als Frauen. Dieser Unterschied ist nicht genetisch bedingt, sondern ergibt sich aus einer generell ungesünderen und riskanteren Lebensweise von Männern. Der Schluss liegt nahe, dass die mit Frömmigkeit verbundene Lebensweise tatsächlich zur Erhaltung der Gesundheit beiträgt.

Andere Studien sind der Frage nachgegangen, wie es speziell um die Wirkung des „Bebetens" steht, das heißt Gebeten, die andere Menschen für einen Kranken sprechen. Hier waren die Ergebnisse sehr widersprüchlich. In den 1960er Jahren kamen US-Wissenschaftler zu dem Schluss, dass es Patienten hilft, wenn andere Menschen für sie beten. In einer doppelblinden Studie, das heißt, einer Studie, bei der weder der Arzt noch der Patient weiß, wer zu welcher Gruppe gehört, teilten sie Patienten mit chronischen Krankheiten in zwei

Gruppen auf. Für die eine Gruppe beteten Freiwillige sechs Monate lang. Die andere blieb ohne geistigen Beistand. Am Ende stellten die Mediziner bei sechs Patienten eine Verbesserung fest. Für fünf von diesen war gebetet worden. Bemerkenswert dabei ist die Tatsache, dass diese Patienten nicht wussten, dass sie Fürbitten erhielten.

Einen weiteren Versuch in dieser Richtung unternahmen Mediziner der Universität von Kalifornien mit Aids-Kranken im fortgeschrittenen Stadium. An dieser Studie nahmen nur 60 Patienten teil, ihr Ergebnis lässt sich nicht verallgemeinern. Es kam dabei heraus, dass in der Gruppe, die keine Gebete erhielt, 40 Prozent der Teilnehmer starben. In der „Gebetsgruppe" hingegen starb niemand. Weder Patienten noch Ärzte wussten, wer zu welcher Gruppe gehörte. Die Fürbitter waren in dieser Studie keine beliebig ausgewählten Freiwillige, sondern erfahrene Heiler verschiedener Religionen, die zum Teil selbst Mediziner oder Psychologen waren, zumindest aber schon öfter mit Ärzten zusammengearbeitet hatten. Unter anderem beteten ein baptistischer Gesundbeter, ein Qi-Gong-Meister und indianische Schamanen. Die Studienleiterin, Elizabeth Targ, schränkte das Ergebnis am Ende aber selbst ein: „Einzelne Studien können einen Effekt nicht zwingend demonstrieren." In der Tat gibt es auch gegenteilige Ergebnisse.

GEBETE MIT NEBENWIRKUNG

So erhielten die Wissenschaftler, die eine heilsame Wirkung der Fürbitte vermuteten, im Jahr 2006 einen schweren Dämpfer. Die sogenannte Step-Studie von Herbert Benson und Jeffrey A. Dusek kam nämlich zu dem Ergebnis, dass Patienten, die wussten, dass andere für sie beten, mehr Komplikationen nach einer Bypass-Operation hatten. Diese Untersuchung war relativ groß angelegt, sie umfasste 1.800 Herzpatienten und erstreckte sich über zehn Jahre. Freiwillige Gläubige drei unterschiedlicher christlicher Gemeinden erklärten sich bereit, jeweils für einen Kranken zu beten. Die Freiwilligen konnten nach dem gewohnten Ritual ihrer jeweiligen Gemeinde beten, ihre Fürbitte musste aber den Wortlaut „eine erfolgreiche Operation mit einer schnellen gesundheitlichen Genesung ohne Komplikationen" enthalten. Die Forscher unterteilten die Patienten in drei Gruppen: Die erste erhielt Fürbitten, war sich dessen aber nicht sicher. Die zweite erhielt keine Gebete, wusste es aber auch nicht genau. Den Probanden dieser beiden Gruppen hatte man gesagt, dass möglicherweise Fremde für einen guten Verlauf der Operation beten, möglicherweise aber auch nicht. Für die dritte Gruppe wurde ebenfalls gebetet, aber diese Patienten wussten es. Ergebnis: Bei den Operierten der dritten Gruppe verlief die Genesung signifikant schleppender. Die ursprüngliche Annahme, dass Beten ohne Wissen des Bebeteten die Genesung erleichtert und Beten mit Wissen noch mehr, erwies sich als falsch. Das Gegenteil war eingetreten. Beten ohne Wissen des Patienten hatte keinen Einfluss auf die Komplikationsrate. Beten mit Wissen erhöhte sie. Anscheinend hatte die Information, dass für sie gebetet wird, die Angst der frisch Operierten vor Problemen erst recht genährt. Sie nahmen wohl an, ihr Zustand müsse sehr kritisch sein, wenn die Ärzte schon zu diesem Mittel greifen. An die Möglichkeit, dass Beten auch Schaden anrichten könnte, hatten die Studienleiter nicht gedacht. Hier war ein Effekt eingetreten, den man mit einem Nocebo-Effekt vergleichen könnte.

Eine weitere Studie, die sich abgekürzt „Mantra" nannte, für „Monitoring an Actualisation of Noetic Trainings", untersuchte ebenfalls die Wirksamkeit von Fürbitten. Daneben erhielten die Patienten aber noch sogenannte MIT-Maßnahmen. Das sind Musik hören (Music), Bilder betrachten (Imagery) und Berührung durch andere (Touch). An diesem Versuch beteiligten sich neben Christen auch Juden, Muslime und Buddhisten. Erfolglos waren sie alle. Das MIT zeigte eine minimale Wirkung auf die Überlebenschance der Patienten, die Fürbitten jedoch überhaupt keine. Studienleiter Mitchell Krucoff kam zu dem Fazit: „Anteilnahme am Krankenbett und Gebete zur Heilung werden weltweit in großen Teilen der Bevölkerung praktiziert. Ob solche Praktiken am Krankenbett oder aus der Ferne irgendeinen Effekt auf die klinischen Ergebnisse haben, bleibt widersprüchlich. Obwohl diese Ansätze zu den ältesten Heilpraktiken gehören, steht die wissenschaftliche Quantifizierung der Methoden, Mechanismen, Sicherheit und Wirksamkeit der ‚Grenzmedizin' in einem frühen Stadium."

In der Tat erscheint es schwierig, die Intensität von Gebeten, quasi ihre Dosierung, zu messen. Man muss auch sehen, dass sowohl in der Step- als auch in der Mantra-Studie die Kranken keinen Kontakt hatten zu den Menschen, die für sie beteten, und diese noch nicht einmal kannten. Eine Interaktion zwischen den beiden blieb aus. Ebenso fehlte die eigene Andacht der Patienten und ihre Zwiesprache mit Gott. Viele Gesundbeter wirken allerdings auch aus der Ferne und erzielen trotzdem eine Besserung beim Kranken. Auch gelingt es ihnen häufig, Tiere und Kleinkinder zu heilen, was einen

Placebo-Effekt ausschließt. Vielleicht besitzen sie tatsächlich eine besondere Gabe, die sich nicht erklären lässt. Vielleicht ist der Ansatz, Glauben, Gläubigkeit und Spiritualität mit wissenschaftlichen Methoden analysieren zu wollen, ohnehin ein Denkfehler an sich. Glaube entzieht sich wissenschaftlichen Methoden. Oder, wie Shakespeare schon schrieb: „Es gibt Dinge zwischen Himmel und Erde, die sich unsere Gelehrtenweisheit nicht erträumt", ließ er Hamlet zu Horatio sagen.

Das Ende der Messbarkeit

Was unerklärlich ist, muss aber noch lange nicht unwirksam sein. Auch bei Außenseitermethoden entsteht in der Regel eine Interaktion zwischen Behandler und Behandeltem, die heilsam sein kann. Gerade Menschen, die sich von der Schnellabfertigung beim Schulmediziner frustriert fühlen, schätzen die Zuwendung und Aufmerksamkeit, die ihnen ein Heiler entgegenbringt. Der Heiler kann in diesen Fällen eine stärkere Placebo-Wirkung anstoßen als ein Arzt, und die Erwartung des Kranken, dass ihm geholfen wird, ist mindestens ebenso groß wie gegenüber einem Mediziner. Immerhin gibt es genügend Beispiele, in denen Gesundbeter und Geistheiler Erfolge erzielt haben. In einer Umfrage unter Deutschen, die Heiler konsultiert hatten, erklärten rund 14 Prozent der Teilnehmer, dass ihr Leiden verschwunden sei. Rund 41 Prozent berichteten, dass es sich zumindest gebessert hätte. In einer Befragung in Österreich gaben gut drei Viertel der Klienten von Geistheilern an, dass sie sich seit dessen Intervention rein subjektiv besser fühlen.

Christos Drossinakis, ein Geistheiler aus Frankfurt am Main beispielsweise, der in deutschen Medien immer wieder auftaucht, hat an verschiedenen Studien teilgenommen, an denen Mediziner, Psychologen, Biologen und sonstige Naturwissenschaftler seine Kunst prüften. Er erzielte seine Erfolge mit Handauflegen, bezeichnet sich aber als Geistheiler. Berühmt wurde ein Versuch mit neun schwerstkranken Patienten im Jahr 1994. Bei sieben von diesen neun Menschen erzielte Drossinakis Besserungen, die sich schulmedizinisch nicht erklären ließen. Eine Frau mit Multipler Sklerose etwa konnte wieder längere Strecken gehen, ihre Koordinationsfähigkeit stieg, und ihr Verdauungssystem funktionierte besser. Messbare physiologische Parameter hatten sich nicht verändert, der medizinische Befund blieb gleich. Und doch war eine deutliche Linderung zu spüren, auch psychisch. „Sie macht einen viel wacheren, klareren und lebensfroheren Eindruck", schreibt Drossinakis auf seiner Homepage über diese Frau. Ein zwölfjähriger Junge gab an, von seinem Asthma völlig geheilt worden zu sein. In seinem Fall konnten auch die Ärzte die Heilung nachweisen. Sie bescheinigten nach der Behandlung durch den Geistheiler klare Atemgeräusche ohne Hinweis auf Krämpfe in Lungen und Bronchien. Solche Erfolge stimmen auch seriöse Schulmediziner nachdenklich. „Wenn Geistheiler ein Medikament wären, wäre es längst zugelassen", sagte Ellis Huber, ehemaliger Präsident der Berliner Ärztekammer, in einer Sendung im Deutschland-Radio vom 24. April 2008. An anderer Stelle merkte er an, dass Medizin keine reine Naturwissenschaft sei, wie es seit Mitte des 19. Jahrhunderts behauptet wird. Viele Krankheitsverläufe seien mit reiner Naturwissenschaft nicht zu erklären.

Und diese mysteriösen Verläufe beziehungsweise Besserungen können sogar ohne Interaktion mit einem menschlichen Gegenüber einsetzen. Jedes Jahr pilgern rund fünf Millionen Gläubige nach Lourdes, darunter schätzungsweise 60.000 Kranke. Der Wallfahrtsort unterhält ein Ärztebüro, in dem sämtliche Heilungen seit dem Jahr 1858 dokumentiert sind. Das Archiv enthält rund 7.000 Berichte über Genesungen, doch lediglich 65 haben die ärztlichen und kirchlichen Kommissionen als „nicht erklärbar" anerkannt. Sie zählen also zu den „Wundern". Tatsächlich dürfte es sich um Spontanheilungen handeln. Angesichts der großen Anzahl der Pilger liegen 65 Fälle durchaus im Bereich der statistischen Wahrscheinlichkeit. Doch auch Kranke, die ihr Gebrechen wieder mit nach Hause nehmen müssen, berichten mehrheitlich, dass ihnen die Wallfahrt geholfen hat. Sie fühlen sich in ihrem Glauben gestärkt, und es gelingt ihnen besser, ihre Krankheit anzunehmen. Der Glauben leistet bei diesen Gläubigen ungefähr das Gleiche wie eine psychotherapeutische Begleitung bei schweren Krankheiten, wie etwa bei Krebs oder chronischem Schmerz.

Traditionelle dörfliche Gesundbeter und Spruchheiler berichten heute noch, dass sie ihr Wissen nicht erlernt haben, sondern es innerhalb der Familie weitergegeben wurde. Es gibt Heiler, die sich nur bestimmter Beschwerden annehmen, wie beispielsweise Hauterkrankungen, Magenproblemen, Knochenbrüchen oder Brandwunden. Kommt jemand mit anderen Leiden zu ihnen, verweisen sie ihn an einen „Kollegen". Es gibt aber auch Menschen, die ein sehr breites Spektrum an Krankheiten behandeln. Einer davon erklärt im Interview seine Arbeit.

Nachgefragt bei **PETER SIMON**
Gebetsheiler aus Lübeck, der durch spektakuläre Heilungen bekannt wurde. Unter anderem heilte er bei einer seiner Patientinnen einen Bauchspeicheldrüsenkrebs, eine der aggressivsten Krebsarten, bei der es derzeit kaum eine Überlebenschance gibt

Woran haben Sie gemerkt, dass Sie diese besondere Gabe haben?

Ich habe das gar nicht gemerkt. Ich bin damit großgeworden. Meine Urgroßmutter hat es gemacht, mein Urgroßonkel hat es gemacht, es ist etwas, was es schon über viele, viele Generationen bei uns in der Familie gibt. Das Besprechen wird übergeben. Das heißt, wenn jemand sich zu alt fühlt oder es nicht mehr machen möchte, sucht er sich jemanden, von dem er meint, dass er dafür geeignet ist. Im günstigsten Fall versucht man natürlich, es innerhalb der Familie weiterzugeben. Bei uns war es so, dass meine Urgroßmutter schon als Kind zu mir gesagt hat, dass ich das einmal weitermachen werde. Die beiden haben mir das dann stückchenweise übergeben, vor allem mein Urgroßonkel, weil er um einiges jünger war als meine Urgroßmutter. So hat sich das ergeben. Ich habe mit kleinen, einfachen Sachen angefangen, ein paar Warzen an der Fußsohle, eine Gürtelrose. Ich war, als ich anfing, noch nicht einmal selbst davon überzeugt, dass es funktionieren würde. Aber es ging. Im Laufe der Jahre hat es sich dann so entwickelt, dass immer mehr und immer größere Sachen dazukamen.

Ihre Urgroßmutter hat also die Generationen übersprungen?

Ja. Das hat es aber immer gegeben, da die meisten Menschen erst im hohen Alter ihre Gabe weitergeben. Meine Urgroßmutter hat noch mit 98 Jahren besprochen.

Haben Sie für jede Krankheit eigene Gebete, oder benutzen Sie immer den gleichen Wortlaut?

Nein, es ist immer etwas anderes, je nachdem, um welche Krankheit es sich handelt. Es gibt nicht so viele verschiedene Gebete, wie es Krankheiten gibt, aber es gibt zumindest welche für bestimmte Kategorien, zum Beispiel für Geschwulste, egal ob es ein gutartiger Tumor ist oder eine Zyste oder ein Krebstumor.

Wie läuft eine Bebetung ab?

Wenn jemand kommt, wird zuerst ein Gespräch geführt. Als Allererstes frage ich, ob derjenige bei einem Arzt gewesen ist, ob er eine ärztliche Diagnose bekommen hat, wie die Diagnose lautet und was ihm ärztlicherseits dafür verordnet worden ist. Damit beginnt es erst mal. Ich weise dann darauf hin, dass alle Medikamente und Behandlungen wie verordnet weitergeführt werden können, da mein Tun hierdurch nicht beeinflusst wird. Dann wird derjenige auf den Ablauf hingewiesen, etwa dass er an drei aufeinanderfolgenden Tagen kommen muss und dass die Hauptwirkungszeit im Zeitraum von ungefähr vier Wochen nach seinem Besuch bei mir liegt. Nach vier Wochen fängt die Wirkung langsam an, nachzulassen, nach ungefähr acht Wochen ist sie verbraucht. Das heißt, wenn man dann nicht erreicht hat, was man erreichen wollte, müsste man die Besprechung gegebenenfalls wiederholen. Meine Urgroßmutter hatte eine Regel, die da lautet: So viele Jahre, wie du eine Krankheit hast, so viele Monate braucht sie, um wieder zu gehen.

Gibt es auch Fälle, wo Ihre Gebete gar nicht helfen?

Ja, die gibt es.

Hilft das Bebeten auch, wenn der Kranke selbst nicht daran glaubt?

Auf jeden Fall. Ich habe oft Leute, die mir hinterher sagen: „Ich habe überhaupt nicht daran geglaubt, ich konnte mir ja nicht einmal vorstellen, dass das irgendeine Wirkung hat." Diese Menschen haben sich erst danach und dadurch gewandelt, ihr Denken geändert.

Wie lange dauert eine Sitzung bei Ihnen?

Bei Neulingen kann das zwischen 30 und 60 Minuten dauern. Wenn jemand über einen längeren Zeitraum und öfter kommt, kann es sein, dass nur noch 15 Minuten nötig sind, weil es dann nicht mehr so viel gibt, was man miteinander klären muss.

Haben Sie einen extra Raum für Ihre Besprechung?

Ja.

Und da machen Sie nichts anderes?

Nein, da wird nichts anderes gemacht.

Bebeten Sie sich auch selbst, wenn Sie krank sind?

Nein, das geht nicht. Da muss ich mir jemand anderen suchen.

Gelingt Ihnen das Bebeten bei bestimmten Krankheiten besser als bei anderen?

Mmmh, nein, das kann man nicht sagen. In 70 bis 80 Prozent aller Fälle gelingt es, und in ungefähr 20 Prozent geht es gar nicht oder nur sehr begrenzt. Warum das so ist, konnte ich nicht ergründen.

Wie oft müssen die Leute zu Ihnen kommen, bis sie vollständig geheilt sind?

Das hängt von der Krankheit ab. Die Patientin mit Bauchspeichel-drüsenkrebs kam 1996 zum ersten Mal zu mir, und sie kommt heute noch. Sie kam zuerst alle vier Wochen, heute kommt sie zwei- bis dreimal im Jahr.

Funktioniert Besprechen auch bei chronischen Erkrankungen wie Neurodermitis oder Diabetes?

Neurodermitis, Schuppenflechte, Asthma sind Erkrankungen, bei denen ich eine Erfolgsquote von circa 70 Prozent erreiche. Bei Augenerkrankungen, wie zum Beispiel Makula-Degeneration, ist ein Stillstand der sonst fortschreitenden Krankheit möglich. Diabetes kann man nicht heilen, da kann es höchstens dazu kommen, dass die Menschen sich besser einstellen lassen, dass sie gut mit ihrem Insulin zurechtkommen.

Haben Sie schon mal Fern-Bebetung versucht?

Habe ich. Das geht auch. Ich mache das aber nur in Ausnahmefällen. Auch wurde ich zum Beispiel einmal zu einem Patienten gebeten, der im Koma lag. Zu dem bin ich hingefahren und konnte ihn aus dem Koma holen. Heute geht der Mann wieder arbeiten, obwohl die Ärzte damals gesagt haben, sie seien mit ihrem Latein am Ende und sie wüssten nicht, wie sie da noch helfen sollten. Da war ich zwar nicht in der Ferne, sondern vor Ort, aber der Mann hat nicht das Geringste von meiner Anwesenheit mitbekommen.

Kann man das überhaupt als Gebet bezeichnen, was Sie sprechen?

Ja, und zwar ein tiefes und eindringlich bittendes.

Haben Sie die Gebete ihrer Urgroßmutter weiterentwickelt, oder halten Sie sich an den Wortlaut, den Sie von ihr gelernt haben?

Ich halte mich ganz genau daran. Ich habe einzig einige Gebete, die mein Urgroßonkel für Tiere nutzte und die ich übergeben bekommen habe, für Menschen genutzt und Erfolg gehabt. Ich halte mich an alle Regeln, auch wenn manchmal Leute vorschlagen, man könnte doch mal dies oder jenes probieren. Ich hinterfrage die Regeln nicht, ich halte mich einfach daran.

Haben Sie Ihr Wissen schon mal jemandem weitergegeben?

Nein, dann könnte ich es nicht mehr ausüben. In dem Moment, wo man es weitergibt, ist es bei einem selbst verschwunden.

Die Menschen nehmen einen zum Teil langen Anfahrtsweg auf sich, Sie empfangen sie in einem extra Raum und weihen Sie in den Ablauf ein, das hat etwas Rituelles. Glauben Sie, dass dieses Ritual eine Rolle spielt?

Ja, das glaube ich schon. Das lässt sich auch daran feststellen, dass bei Hausbesuchen, die ich sehr selten, aber wenn es nötig ist, auch mache, die Wirkung – nach meinem Empfinden – nicht so gut ist, als wenn die Menschen zu mir kommen. Wobei es auch Gegenbeispiele gibt, wie zum Beispiel ein Pferd, das ich einmal behandelt habe. Das Tier war verletzt und konnte nicht laufen, und selbst unverletzt hätte es nicht zu mir ins Haus kommen können. Das heilte genauso gut und genauso schnell, nachdem ich es in seinem Stall aufgesucht hatte. Das Besprechen geht überhaupt am besten bei Tieren, bei behinderten Kindern und bei Säuglingen und Kleinkindern, also bei denen, die sich überhaupt keine Gedanken darüber machen, was ich tue, die nichts hinterfragen, die nicht grübeln, warum das funktionieren könnte oder warum nicht. Da geht es am besten. Und am schnellsten.

Haben Sie dafür eine Erklärung?

Ich glaube wirklich, dass es daran liegt, dass Tiere und Kleinkinder dieses Denken nicht haben. Wir Erwachsene zweifeln, wir fangen an, darüber nachzudenken. Das tun Kinder und Tiere nicht und können sie nicht. Das ist der einzige Unterschied, es gibt sonst keinen.

GESUNDE SKEPSIS WALTEN LASSEN

So faszinierend die Erfolge mancher Heiler auch anmuten, es ist dennoch Vorsicht geboten, bevor man sich wegen einer schweren Krankheit an einen solchen wendet. In der Herde der Geist-, Gebets-, Spruch- und Fernheiler tummeln sich auch jede Menge schwarze Schafe. Auf Internet-Foren werben vorgebliche Heiler nicht nur für ihre Dienstleistung, sondern auch für Seminare, in denen sie ihr Wissen gegen gutes Geld weitergeben. Ob sich Geistheilen aber wirklich lernen lässt oder ob nicht eher eine entsprechende Selbstdarstellung und Selbstvermarktung vermittelt wird, ist zu hinterfragen. Peter Simon hat eine Liste von Vorsichtsmaßnahmen zusammengestellt, die Menschen beachten sollten, wenn sie einen Heiler aufsuchen möchten.

➤ Bevor man sich an einen Heiler wendet, sollte man immer zu einem Arzt gehen und eine gründliche Diagnose stellen lassen.

➤ Ein seriöser Heiler erstellt keine Diagnosen. Einer, der das tut, ist mit größter Vorsicht zu genießen.

➤ Wer noch unsicher ist, ob er sich einem Heiler anvertrauen möchte oder nicht, dem rät Simon, einen Termin für ein Informationsgespräch zu vereinbaren. Dieses Gespräch darf nichts kosten.

➤ Vor der Inanspruchnahme des Heilers empfiehlt es sich, nach den dabei anfallenden Kosten zu fragen und sich auch zu erkundigen, was passieren wird, wenn man während der Behandlung in eine finanzielle Notlage gerät. Ein guter und seriöser Heiler wird auch dann helfen, wenn er kein Geld dafür erhält.

➤ Wenn eine Linderung der Beschwerden eingetreten ist, sollte der Patient auf jeden Fall erneut seinen Arzt aufsuchen, damit dieser feststellen kann, ob sich der Befund tatsächlich gebessert hat.

Die gleichen Ratschläge und Vorsichtsmaßnahmen gelten auch für Vertreter anderer esoterischer, spiritueller, naturheilkundlicher oder sonstiger Außenseitermethoden und auch für Handauflgeger, gleichgültig, ob sie sich ganz bodenständig und bescheiden als Träger einer besonderen Gabe verstehen oder ob sie ihre Methode mit modischen Etiketten wie „kosmische Kraft", „energetische Schwingungen" oder „Reiki" versehen. Reiki beispielsweise ist nichts anderes als die japanische Schule des Handauflegens, es klingt in unseren Ohren nur exotischer und schlägt bei Asien-Fans vermutlich besser an als eine europäische Technik. Auch auf diesem Gebiet finden sich seriöse Menschen, die tatsächlich eine besondere Gabe haben und sich sehr lange damit beschäftigt haben, aber auch noch mehr Möchtegerns und Schein-Heilende. Vorgeschriebene Ausbildungsinhalte existieren nicht, jede und jeder darf sich Ayurveda-, Reiki-, Rolfing- oder Schüsslersalz-Therapeut nennen. Dem Patienten bleibt nur seine Intuition und sein gesunder Menschenverstand, um die Glaubwürdigkeit des Heilers einzuschätzen. Bei Methoden, die aus anderen Kulturkreisen stammen, wie eben Reiki, aber auch bei Ayurveda-Techniken oder Schamanen-Ritualen stellt sich zusätzlich zur Seriosität und Professionalität des Heilers immer auch die Frage, ob sie überhaupt noch irgendetwas bewirken, wenn sie aus ihrem kulturellen Gesamtkontext herausgerissen werden. Ayurveda-Medizin zum Beispiel ist auch im modernen Indien noch hochangesehen. Sie genießt die gleiche Stellung wie die westliche, rationale Medizin oder die zwar ebenfalls westliche, aber im Westen umstrittene Homöopathie, die mit der Kolonialisierung in den Subkontinent schwappte. Doch die jahrhundertelange Tradition, die im kollektiven Gedächtnis der Inder verhaftet ist, lässt sich nicht einfach in zwei Seminaren über Ayurveda miterlernen. Es braucht viel Zeit, um solche komplexen und uns vollständig fremden Systeme wirklich zu verstehen. Ob der entsprechende Therapeut diese Zeit tatsächlich aufgebracht hat und tief genug in diese Vorstellungen eingedrungen ist, kann der Patient in der Regel nicht beurteilen.

Was die traditionelle chinesische Medizin angeht, so sieht es etwas anders aus, insbesondere die Akupunktur hat hierzulande inzwischen Fuß gefasst, und es gibt gut ausgebildete Therapeuten sowie Fachgesellschaften, die über die Qualifikationsstandards wachen. Bei weniger etablierten alternativen Methoden empfiehlt es sich, als Patient genau hinzusehen, wem man sich anvertraut – wie man es auch bei einem „herkömmlichen" Arzt tut. Ratsam ist, den Therapeuten nach seiner Ausbildung zu fragen und nach seiner Zugehörigkeit zu einer Fachgesellschaft. Skeptiker gehen zwar davon aus, dass sämtliche alternativen Heilpraktiken ohnehin bestenfalls „nur" einen Placebo-Effekt auslösen. In diesem Fall würde weniger die Kenntnis der Materie zählen als die Kunst der Suggestion. Das mag zutreffen. Niemand weiß es aber genau. Für den Fall, dass sie mehr leisten, gibt eine gute Ausbildung den Patienten die Sicherheit, dass ihr Gegenüber sein Handwerk beherrscht. Eine umfassende Ausbildung zeugt zudem von einem tiefen Interesse an der Sache und einer intensiven Beschäftigung mit ihr. Diese Ernsthaftigkeit spiegelt sich auch in der Behandlung wider und im Respekt, den der Heiler seinem Patienten entgegenbringt. Ein Mensch, der ernsthaft heilen will, nutzt den Hilfesuchenden nicht finanziell aus, indem er ihn unnötig lange hinhält oder ständig neue – noch Erfolg versprechendere und vor allem kostspielige – Experimente mit ihm anstellt, wenn die Behandlung nicht anschlägt. Selbst wenn die Kritiker recht haben und nur ein Placebo-Effekt erreicht wird, ist das per se nichts Verwerfliches. Schließlich bessert der Placebo-Effekt tatsächlich die Beschwerden des Kranken. Er ist vielmehr das Mindeste, was ein Behandler erreichen sollte, und zwar gleichgültig, ob er studierter Mediziner ist oder eine Außenseitermethode praktiziert.

Wichtig ist auch, dass der Heiler, egal welcher Schule, kein Heilsversprechen abgibt. Niemand kann hellsehen und im Voraus eine Erfolgsgarantie abgeben. Der Ablauf der Behandlung, die zu erwartende Anzahl der Sitzungen und die Gesamtdauer müssen im Vorfeld klar geregelt sein, ebenso das Honorar, falls eines anfällt. Spruch-, Geist- oder Gebetsheiler verlangen traditionell kein Geld, sie haben noch einen Brotberuf. Sie lassen den Patienten entscheiden, wie viel er ihnen gibt. Sie nehmen ihren Lohn auch nicht in die Hand. Der Patient legt ihn selbst an eine dafür vorgesehene Stelle, etwa auf einen Tisch, eine Kommode oder in eine Schale. Menschen, die das Heilen zum Beruf gemacht haben, müssen dafür natürlich ein Honorar verlangen. Dessen Höhe sollte aber von Vornherein feststehen. Der Dachverband geistiges Heilen, DGH, der rund 50.000 Mitglieder vertritt und zu dem auch die österreichischen Vereine „Body-Mind-Spirit" und „Verein zur Förderung von Körper, Geist und Seele" gehören, schreibt auf seiner Homepage: „Geistiges Heilen ist ein Angebot an Hilfesuchende, welches gleichberechtigt neben klassischer Schulmedizin und allen ganzheitlichen therapeutischen Angeboten und nicht in Konkurrenz zu diesen steht." Der Heiler habe den Patienten vor Beginn der Behandlung ausdrücklich darüber aufzuklären, dass sein Tun kein Ersatz ist für die Tätigkeit von Ärzten und Heilpraktikern. Der Verband gibt in seinem Kodex auch vor, dass Geistheiler keine Diagnose stellen dürfen, auch keine spirituell-esoterischen, wie frühere Leben, Energieblockaden oder dergleichen. Diagnosen gleich welcher

Art ist Heilern zwar ohnehin per Gesetz verboten, doch bezeichnenderweise scheinen die Funktionäre des Verbandes es trotzdem für nötig zu halten, darauf eigens hinzuweisen. Immerhin beklagt sogar der DGH-Gründer, Harald Wiesendanger, den hohen Anteil schwarzer Schafe in der Branche. Wiesendanger selbst ist übrigens auch nicht unumstritten und muss sich hin und wieder den Vorwurf gefallen lassen, er sei ein Scharlatan. Die beeindruckende Mitgliederzahl des Verbandes erklärt sich daraus, dass ihm auch Patienten angehören, es handelt sich nicht ausschließlich um Heiler. Die Zahl der angeschlossenen Heiler liegt also wesentlich niedriger, was auf eine gewisse Seriosität schließen lässt, denn Menschen, die tatsächlich etwas bewirken können, dürfte es nicht allzu häufig geben in der Bevölkerung. Völlige Sicherheit darüber, dass ein Heiler seine Kunst versteht, bietet aber auch seine Mitgliedschaft im DGH nicht.

Vertreter jeder Methode berichten gerne von den Fällen, in denen sie helfen konnten; die Fälle, in denen ihre Kunst wirkungslos blieb, verschweigen sie dagegen. Das ist verständlich, schürt aber bei Kranken falsche Hoffnungen. Erfolgsstorys sollte man deshalb mit der nötigen Skepsis genießen, es kann sich auch um Ausnahmen handeln. Wenn die erwartete Besserung allzu lange auf sich warten lässt oder die innere Stimme Zweifel an den Fähigkeiten oder der persönlichen Integrität des Heilers anmeldet, ist es besser, die Behandlung abzubrechen. Es wäre auch verkehrt, die Schulmedizin vollkommen abzulehnen und sich bei einer schweren Krankheit ausschließlich auf ungesicherte Alternativen zu verlassen. Nicht umsonst heißen Außenseitermethoden auch „Komplementärmedizin". Sie können schulmedizinische Maßnahmen ergänzen, aber meistens nicht ersetzen. Die Betonung liegt auf „meistens", es gibt auch Fälle, in denen es ihnen gelingt. Alle Methoden haben ihre Berechtigung – sofern sie helfen. Seriöse Heiler lehnen die Schulmedizin nicht in Bausch und Bogen ab, sondern verstehen sich als Helfer. Als solche lassen sie nichts außen vor, was dem Kranken Linderung verschaffen kann, auch nicht Schulmedizin oder Psychotherapie. Wer aber beispielsweise bei einer schweren, akuten Mandelentzündung seinem Patienten von einem Antibiotikum abrät, ist kein Helfer, sondern gemeingefährlich.

Besondere Vorsicht ist bei Kindern, vor allem Kleinkindern angebracht, denn diese können noch nicht sagen, wo genau es ihnen weh tut, wie stark ihre Schmerzen sind und ob die Behandlung bei ihnen anschlägt. Sie können auch noch nicht entscheiden, welche Methode und welchen Therapeuten sie bevorzugen. Wenn die Eltern bei ihnen nicht in der üblichen Zeit eine Besserung feststellen, heißt es, zum Schulmediziner zu gehen, anstatt das Kind aus ideologischen Gründen unnötig leiden zu lassen.

HEILUNG DURCH HYPNOSE

Stechender Blick, beschwörendes Gemurmel und ein schwingendes Pendel vor den Augen des Gegenüber: So sah lange Zeit die Vorstellung von Hypnose aus. Tatsächlich gibt dieses Bild aber lediglich die Bühnenversion der Hypnose wieder. Mit ihrer Anwendung in einer psychotherapeutischen oder medizinischen Behandlung hat die Show-Hypnose nichts zu tun. Weder wird der Patient in Trance von sich aus Dinge tun, für die er sich hinterher schämt, noch wird er zu einem willenlosen Instrument des Hypnotiseurs. Menschen, die in Trance auf allen Vieren ihrem Herrchen die Zeitung mit dem Mund bringen, kommen nur auf der Bühne vor, wo beide, Hypnotiseur und Hypnotisand, sich darüber einig sind, dass sie ihr Publikum unterhalten wollen. Spielt der Hypnotisand nicht mit, kann auch der beste Hypnotiseur ihn nicht dazu zwingen. Trance ist keine Bewusstlosigkeit. Das Wort „Hypnose" kommt zwar von „Hypnos", dem griechischen Gott des Schlafes, aber auch mit Schlaf lässt sich der Trancezustand nicht vergleichen. Ulrike Halsband, Professorin für Neuropsychologie an der Universität Freiburg, beschreibt Hypnose als „einen Zustand entspannter Wachheit". Sie schreibt: „Wer Auto fährt, denkt kaum bewusst darüber nach, welcher Gang als nächstes geschaltet werden soll. Man handelt automatisch, ohne ständige Reflexion. Bei diesen automatisierten Vorgängen wird ein Teil des Bewusstseins abgespalten; sowohl Wahrnehmungen als auch Aktionen laufen unbewusst ab." Bei der Hypnose wird also das Unterbewusstsein gezielt angesprochen, um in körperliche oder auch psychische Prozesse einzugreifen und Beschwerden zu lindern. Die Methode ist nicht neu, auch Medizinmänner und Schamanen nutzten und nutzen die Trance, um tiefere Bewusstseinsschichten anzusprechen. Sie geriet aber hierzulande in Vergessenheit, wenn man einmal die Praktiken Franz Mesmers ausklammert, die nicht der heutigen Hypnose entsprechen und sich auch nicht durchsetzten. Die Show-Hypnotiseure brachten die Technik zudem in Misskredit, kein Mensch verband sie mehr mit einem heilenden Eingriff. Hypnose galt lange Zeit als unseriös, bestenfalls esoterisch. Mit dem Placebo-Effekt hat die Hypnose insofern etwas gemein, als sie sowohl eine Erwartungshaltung als auch eine Konditionierung aufbauen kann.

Gelingt es dem Hypnotherapeut, heilsame Bilder in seinem Gegenüber zu wecken, stärkt er damit auch dessen Zuversicht, wieder zu genesen.

Andere vergleichen den Trance-Zustand mit Tagträumen, Meditation oder tief versunkenem Lesen. Im Gegensatz zum Wachzustand richtet sich die Aufmerksamkeit in der Trance nach innen, die äußere Realität tritt in den Hintergrund oder wird, je nach Tiefe der Trance, ganz ausgeblendet. Der Hypnotisierte denkt stärker in Bildern als in Wörtern. Diesen Umstand nutzen die Hypnotherapeuten ganz gezielt. Sie fragen ihre Patienten vor der Behandlung, an welchem Ort sie sich am wohlsten fühlen oder wo sie sich in der Vergangenheit einmal besonders wohlgefühlt haben, und führen sie dorthin. Den „Ort der inneren Ruhe" nennen Hypnotherapeuten diese Oase. Schließlich hätte es wenig Sinn, jemanden zu einem imaginären Spaziergang durch einen Wald zu ermuntern, wenn derjenige keine Bäume mag. Ein bisschen gleicht die Hypnose dem Autogenen Training. Es gibt auch Menschen, die sich ohne fremde Hilfe hypnotisieren können. Allerdings, so Ulrike Halsband, sei die Erfahrung der Hypnose intensiver. „Der Entspannungszustand wird schneller erreicht und greift tiefer. Unter Hypnose können psychische Traumata aufgefunden und bearbeitet werden. Auf der mentalen Ebene können innere Bezugsrahmen erweitert und Handlungsspielräume vergrößert werden. Insgesamt kann somit die Persönlichkeit gestärkt werden."

Seit einigen Jahren steigt das Ansehen der Hypnose kontinuierlich, und sie gilt inzwischen bei bestimmten Erkrankungen als wissenschaftlich anerkannte Therapiemethode. Dazu zählen Sucht, psychosomatische Beschwerden, Angst- und Verhaltensstörungen, Depression und Reizdarm. Zudem wenden Ärzte und Zahnärzte sie vermehrt zur Schmerzbekämpfung an, beispielsweise bei der Zahnbehandlung oder bei einer Entbindung. In vielen Fällen lässt sich mit einer klinischen Hypnose, wie die vom Arzt beziehungsweise Zahnarzt eingeleitete Trance heißt, Narkose reduzieren oder sogar ganz ersetzen. Bei Entbindungen hilft Hypnose den Frauen, sich zu entspannen, Angst abzubauen und den Schmerz auszublenden. „Man weiß seit langem, dass im Trancezustand physiologische Veränderungen auftreten: Die Muskulatur entspannt sich, Herzfrequenz und Blutdruck sinken, die Atmung wird regelmäßiger, und der Stresshormonspiegel geht zurück. Alles Faktoren, die sich günstig auf den Geburtsverlauf auswirken", berichtete Paul von der Helm, Chefarzt der Geburtshilfe im St.-Sixtus-Hospital in Haltern in einer Pressemitteilung. In seiner Klinik werden die Schwangeren in vier Sitzungen auf die Entbindung unter

Hypnose vorbereitet. Zahnärzte nutzen die Hypnose bei Patienten, die große Angst vor dem Zahnarztstuhl oder Spritzen haben oder die keine Schmerzmittel mögen. An der Universitätsklinik im belgischen Lüttich hypnotisieren die Anästhesisten einen Teil ihrer Patienten sogar vor Operationen, anstatt sie zu betäuben. Während der Chirurg ihm mit dem Skalpell zu Leibe rückt, liegt der Patient völlig in sich versunken auf einer Blumenwiese – oder wo immer er sich wohlfühlt. Als Unterstützung aus dem Arsenal der herkömmlichen Medizin reichen Schmerzmittel.

Eine englische Studie zeigte, dass Menschen unter Hypnose lernen können, wie ihr Darm funktioniert und woher ihre Beschwerden kommen. Nach zwölf Sitzungen konnten immerhin 70 Prozent der Versuchsteilnehmer ihren Darm so steuern, dass er ihnen keine Probleme mehr bereitete. Offenbar gelang es ihnen mittels der Hypnose, sich ihren Darm bildhaft vorzustellen und darauf einzuwirken.

Ein Experiment in einer amerikanischen Kinderklinik erbrachte ebenfalls das Ergebnis, dass mittels Hypnose Körperfunktionen beeinflusst werden können, die man eigentlich nicht willentlich steuern kann. Hier gelang es den Forschern, 57 Kinder im Alter von sechs bis zwölf Jahren so zu konditionieren, dass sie Abwehrkörper produzierten. Die Kinder waren wohlgemerkt gesund, die Mediziner hatten mit Hilfe von Infoblättern in Schulen nach Freiwilligen gesucht. Sie teilten die Schüler in drei Gruppen auf. Allen Kindern zeigten die Wissenschaftler ein Video, in denen eine Puppe das menschliche Immunsystem erklärte. Sie gaben ihnen eine Cassette mit einem Entspannungsprogramm mit und baten sie, zu Hause die Tiefenentspannung zu üben. Vor Beginn des Experimentes entnahmen sie Speichelproben der kleinen Probanden, um die Abwehrkörper darin festzustellen. 14 Tage später sollten die Kinder wiederkommen. Beim zweiten Termin gaben sie zu Beginn der Sitzung erneut eine Speichelprobe ab. Anschließend wurden die Kinder der Gruppe A hypnotisiert und ermuntert, Abwehrkörper zu produzieren. Gruppe B wurde ebenfalls hypnotisiert, die Mediziner suggerierten ihnen aber zusätzlich, dass sie auf ihr Immunsystem einwirken können. Mit den Kindern der dritten Gruppe unterhielten sich die Forscher nur. Nach der Sitzung wurden wieder von allen Kindern Speichelproben entnommen: In Gruppe A und C hatte sich der Spiegel an Immunglobulin A, das sind Antikörper, nicht verändert, in Gruppe B war er deutlich gestiegen. Demnach konnten die Kinder, wenn sie es nur glaubten, ihr Immunsystem tatsächlich messbar beeinflussen.

Auch Messungen der Gehirnaktivität mit bildgebenden Verfahren wie der funktionellen Magnetresonanz-Tomographie und der Positronenemissions-Tomographie zeigten, dass Hypnose das neuronale Geschehen verändert. So reagierte das Gehirn beispielsweise unter Hypnose auf Schwarz-Weiß-Fotos genauso lebhaft wie auf Farbfotos. Normalerweise lassen Schwarz-Weiß-Fotos die Gehirnzellen relativ kalt. Hypnose verändert das Gehirn also, und die Veränderung bestätigt, dass das bildhafte Denken erhöht ist – das alles, ohne irgendeine pharmazeutische Substanz. Eine Meta-Analyse, die circa 70 Studien ausgewertet hat, kam zu dem Schluss, dass Hypnose über alle untersuchten Bereiche hinweg eine durchschnittliche Erfolgsrate von 70 Prozent aufweist. Was das individuelle Ansprechen auf Hypnose angeht, so sind rund zehn Prozent der Menschen besonders gut zu hypnotisieren und ebenfalls zehn Prozent gar nicht. Eine mittlere Trancetiefe genügt aber im therapeutischen Alltag.

Als seriöse Heilmethode wiederentdeckt wurde die Hypnose vor allem durch die Arbeit von Milton Erickson in den 1970er Jahren. Der amerikanische Psychiater behandelte seine Patienten nicht nach standardisierten Verfahren, sondern er stellte das Individuum in den Vordergrund. Er setzte jede Methode ein, von der er glaubte, dass sie dem jeweiligen Patienten hilft, unter anderem auch Hypnose. Seine Bücher stießen auch in Europa auf Interesse, und neben den Psychotherapeuten begannen sich auch Mediziner näher mit dieser Methode zu beschäftigen. Inzwischen hat die Hypnose ihr Image als Zirkusnummer weitgehend abgelegt und gilt als ernst zu nehmende Technik, die es Menschen ermöglicht, innere Ressourcen zu entdecken, auf die sie im Wachzustand nicht stoßen würden.

Wie das Wechselspiel zwischen psychischen, neurologischen und physischen Faktoren, auf dem auch die Hypnose beruht, genau funktioniert, versucht die Psychoneuroimmunologie zu ergründen.

Nachgefragt bei **PRIVAT-DOZENT DR. STEPHAN EITNER**
Zahnklinik 2, Universität Erlangen, Präsident der Deutschen Gesellschaft für
Hypnose

Wofür setzen Sie Hypnose in Ihrer Zahnarztpraxis ein?

Im Prinzip bei drei Gruppen von Patienten: Angstpatienten, Patienten mit
einem ausgeprägten Würgereiz und Patienten, die vom Kiefergelenk oder von
der Kaumuskulatur ausgehende Schmerzen haben. Hypnose wird dabei häufig
auch in Verbindung mit anderen Therapieformen eingesetzt, beispielsweise mit
Akupunktur. Das kann den Patienten den Zahnarztbesuch deutlich erleichtern
und/oder die Beschwerden reduzieren.

Kann Hypnose eine Narkose ersetzen?

Sie kann eine Lokalanästhesie ersetzen. Sie muss es aber nicht. Bei einem
bestimmten Patientenkreis, der sich so gut hypnotisieren lässt, dass er wirklich
alles ausblenden kann und bei dem man wirklich Schmerzfreiheit suggeriert, ist
es möglich, dass ohne Lokalanästhesie auch chirurgische Eingriffe durchführbar
sind. Aber es gibt auch einen ganz kleinen Patientenkreis, bei dem man auf
eine Lokalanästhesie verzichten muss, sei es, dass eine Allergie gegen
Lokalanästhe-tika vorliegt oder eine ausgeprägte Spritzenphobie. Aber normalerweise ist dem Angstpatienten geholfen, wenn man ihm eine zahnärztliche
Entspannungshypnose anbietet, die den Eingriff mit Lokalanästhesie erlaubt.
Dann hat der Patient noch eine weitere Sicherheit, und er erlebt den Eingriff viel
entspannter. Es gibt auch Patienten, die sagen: „Bei mir wirkt eine Spritze nie."
Das hat aber teilweise etwas mit psychischem Stress zu tun. Hypnose ist das
Gegenteil von Stress, nämlich Entspannung. Unter diesen Voraussetzungen,
wenn ich den Patienten erfolgreich entspannen konnte, wirkt die Spritze mit
dem Anästhetikum dann plötzlich wieder. Die Patienten berichten dann: „Das
hat zum ersten Mal bei mir gewirkt." Eine Behandlung ohne Lokalanästhesie
unter Hypnose ist in der Regel nicht notwendig, aber in Extremfällen möglich,
wo es notwendig ist. In rund 80 Prozent der Fälle kombiniere ich jedoch die
Lokalanästhesie mit einer Entspannungshypnose.

Hypnotisieren Sie auch Kinder?

Ja. Voraussetzung für eine Hypnose ist auch eine rege Fantasie. Die Patienten müssen geistig in der Lage sein, sich auch mal von strukturierten Gedankengängen zu lösen. Denn nichts anderes macht man in einer Trance. Gerade Kinder haben ja in der Regel noch diese Fantasie. Je älter man wird, desto eher denkt man in geregelten und strukturierten Bahnen und kann dieses Denkschema manchmal sehr schwer verlassen. Kinder haben es da wesentlich leichter.

Ab welchem Alter lassen sich Kinder hypnotisieren?

Wenn sie sprechen können und richtig aufnahmefähig sind. Mit vier, fünf Jahren beginnt das nach meiner Einschätzung. Es gibt mit Sicherheit Kollegen, die sich auf kleinere Kinder spezialisiert haben und denen das auch gelingt, aber typischerweise muss das Kind schon ein gewisses Grundverständnis für die Situation mitbringen. Es muss auch mal ein paar Minuten ruhig sitzen bleiben können.

Wie hoch ist der Patientenanteil, der eine Hypnose wünscht oder dem Sie eine Hypnose vorschlagen?

Das sind fünf bis zehn Prozent. Im Prinzip kommen sie von sich aus auf mich zu, weil sie wissen, dass ich mit Hypnose arbeite. Ganz selten biete ich es von mir aus an. Wenn eine richtig tief greifende Problematik vorliegt, sprich Angst oder Würgereiz, dann haben die Patienten in der Regel schon eine sehr, sehr lange Zahnarztgeschichte hinter sich und suchen händeringend nach jeder Möglichkeit, eine Behandlung angenehmer zu gestalten. Die machen sich dann schon selber schlau. Die Uni-Klinik ist ja auch gewissermaßen ein Maßstab. Die Patienten wissen, dass das, was wir anbieten, seriös ist. Hypnose ist ja teilweise auch mit Vorurteilen behaftet, wenn man jetzt an Show-Hypnose denkt. Viele Patienten sind durch diese verunsichert. Wir machen aber eine medizinische Hypnose, die nichts mit einer Show zu tun hat.

Funktioniert eine Hypnose schon beim ersten Mal oder muss der Patient erst einmal zwei, drei Sitzungen durchlaufen, bevor Sie ihn zahnärztlich behandeln können?

Der Ablauf ist in der Regel so: Wenn ein Patient hier anruft und sagt, dass er ein absoluter Angstpatient ist, aber weder eine Vollnarkose noch eine

Sedierung möchte, sondern um eine Hypnose bittet, dann muss ich ihn erst einmal persönlich sehen und kennen lernen. Man muss schauen, ob zwischen Behandler und Patient eine entsprechende Wellenlänge besteht. Hypnose und Trancearbeit haben mit Vertrauen zu tun. Wenn dieses Vertrauen oder, in der Vorstufe, die Sympathie fehlt, geht es nicht. Die nächste Phase ist eine gründliche Anamnese, bei der man schon mal von zahnärztlicher Seite abfragt, ob der Patient zum Beispiel schon einmal in psychotherapeutischer Behandlung war oder momentan ist. Denn Hypnose-Arbeit heißt auch, dass wir auf eine unterbewusste Ebene vordringen, wo durchaus Dinge abgelegt sein können, die psychotherapeutisch behandelt wurden oder werden. Und wenn man dann Türen öffnet, die vielleicht ein Psychotherapeut mit sehr viel Mühe geschlossen oder in einen anderen Rahmen gebracht hat, dann ist das einfach unklug. Das ist genau das, was unsere Hypnose von der Show unterscheidet. Wir schauen im Vorfeld auf die Krankengeschichte des Patienten. Wenn psychotherapeutische Behandlungen erfolgen oder geplant sind, ist das eigentlich nicht „mein Patient". Dann würde ich entweder einen Psychotherapeuten einbeziehen oder den Patienten an diesen verweisen. Der Würgereiz eines Patienten beispielsweise kann durchaus auch mit einem Missbrauch gekoppelt sein. Und wenn dieser Missbrauch schon behandelt wurde, ich als Zahnarzt aber anfange, genau in diesem Bereich mit Hypnose zu arbeiten, werfe ich vielleicht Fragen auf, die nicht in die Zahnarztpraxis gehören. Das heißt, ich muss erst mit dem behandelnden Psychotherapeuten sprechen, worauf der Würgereiz beruht. Das sind Risiken, die wir als Mediziner vorher abklären müssen.

Hypnose beim Zahnarzt darf keine Psychotherapie sein. Hypnose beim Zahnarzt ist eine reine Entspannungshypnose, um den Zustand der zahnärztlichen Behandlung anders zu erleben. Wenn Zahnärzte Hypnose zur Gewichtsreduktion oder Raucherentwöhnung einsetzen, sehen wir das nicht gerne, weil das immer ein Verlassen der zahnärztlichen Tätigkeit ist. Dafür gibt es hoch qualifizierte Kollegen, die psychotherapeutisch entsprechend ausgebildet sind.

Hypnose funktioniert auch beim ersten Mal. Übungen oder Vorsitzungen sind nicht notwendig. In der Anamnese-Sitzung wird auch abgeklärt, wo zum Beispiel die Entspannungsorte sind. Wenn jemand Höhenangst hat, werde ich den Patienten nicht im Trancezustand auf einen Turm steigen lassen. Man muss im Prinzip so vage bei Formulierungen bleiben, dass der Patient etwas Positives hineininterpretieren kann. Die Anamnese steckt die Rahmenbedingungen einer erfolgreichen Hypnose ab. Am Ende der Sitzung kann man eine kleine

Entspannungsübung machen, damit der Patient schon mal sieht, dass es auch bei ihm funktioniert. Ich mache immer gerne eine Arm-Levitation. Vereinfacht dargestellt, wird dabei suggeriert, dass der eine Arm kälter und der andere warm bleibt. Der kälter werdende Arm soll leichter werden und gegebenenfalls von seiner Unterlage abheben. Gelingt dies, sieht der Patient, dass sich da irgendwas in seinem Körper tut, was er kontrollieren kann.

Wichtig ist, positiv zu formulieren. In einem Gespräch mit einem Angstpatienten oder einem Patienten mit Würgereiz werde ich nicht hingehen und diese Problematik explizit auch noch aussprechen. Wenn ich sage: „Denken Sie jetzt nicht an eine schwarze Katze", denken Sie automatisch an eine schwarze Katze. Deshalb sagt man einem Angst-Patienten auch nicht: „Sie brauchen jetzt keine Angst zu haben." Dann ist die Angst sofort da. Das Unterbewusstsein kennt keine Verneinung. Auch Sätze wie „Das tut jetzt nicht weh" mögen zwar gut gemeint sein, aber der Patient denkt sofort an Schmerz. Ich sage: „Wir machen das so angenehm wie möglich. Sie werden etwas merken." Ich darf den Patienten nicht anlügen, aber ich kann es positiv umschreiben. Und da fängt schon die Hypnose und die Entspannungsarbeit an. Bei so manchem Patient, der eine Hypnose wünscht, brauche ich keine mehr, weil wir die Kommunikation mit ihm gezielt aufbauen und auf Entspannung ausrichten. Das ist im Behandlungsteam so abgestimmt. Wir schaffen eine Atmosphäre, die den Patienten Vertrauen fassen lässt, so dass man gar keine Hypnose mehr braucht.

Wie lange dauert eine Sitzung?

Das kann sich extrem lange ausdehnen. Beim ersten Mal kann es durchaus eine dreiviertel Stunde dauern. Ich kann aber den tiefen Entspannungszustand, der erreicht wird, ankern. Der Patient „merkt" sich den Entspannungspunkt und erreicht ihn beim nächsten Mal schon fast wie von selbst. Dann erreicht man teilweise schon innerhalb von fünf Minuten einen Zustand der vollkommenen Entspannung. Wenn der Patient merkt, dass das funktioniert, will er den Zustand in der Regel auch nicht verlassen. Denn die Patienten haben einen erheblichen Leidensdruck, es liegt gar nicht in ihrem Interesse, den Zustand zu verlassen. Das heißt, sie halten sich selber in diesem Zustand. Als hypnotisierender Zahnarzt gibt man nur zwischendurch immer wieder Hilfestellungen, wenn es zum Beispiel ein bisschen anstrengend wird für den Patienten. Der Patient erbringt eigentlich die Entspannungsleistung, der

Hypnotisierende ist derjenige, der das Werkzeug liefert. Ich kann niemanden in einen Entspannungszustand zwingen. Aber ich kenne Techniken, die es dem Patienten leichter machen.

Wie erkennt ein Patient einen seriösen Hypnotiseur? Was muss der für einen Abschluss haben? Wie sieht Ihr Ausbildungscurriculum aus?

Wenn sich Patienten einer Behandlung unter Hypnose unterziehen wollen, sollten sie auf die medizinischen Berufe zurückgreifen, darin selbstverständlich eingeschlossen sind auch der Psychologe und der Psychotherapeut. Wenn man sich die namhaften Gesellschaften in Deutschland ansieht, ob es die Deutsche Gesellschaft für zahnärztliche Hypnose ist, die Milton-Erickson-Gesellschaft, die Deutsche Gesellschaft für Hypnose und Hypnotherapie oder die Ärztegesellschaft für Autogenes Training und Hypnose, dann sind das alles Gesellschaften, in denen ausschließlich Zahnärzte, Ärzte, Psychologen und Psychotherapeuten organisiert sind. Und das ist der Personenkreis, der damit umgehen kann und von seinem ethischen Berufsbild her auch dazu verpflichtet ist, korrekt damit umzugehen.
Bei psychisch ausgerichteten Problemen würde ich mich an die Psychotherapeutenkammer wenden. Die wissen in der Regel, wer Hypnose anwendet. Bei der Zahnärztekammer ist es genauso. Ich persönlich würde mich, wenn ich mich hypnotisieren lassen wollte, auf diese Berufsgruppen beschränken – in dem jeweiligen Tätigkeitsfeld versteht sich. Beim Zahnarzt Suchtprobleme beheben zu wollen, hat keinen Sinn.

In einer Show-Hypnose wirkt es, als würde der Hypnotisierte manipuliert. Sie sagen aber, dass das gar nicht geht?

Manipulation ist insofern nicht möglich, als dass der Patient mit ganz anderen Voraussetzungen zu uns kommt. Er hat nicht das Ziel, wie ein Huhn gackernd über eine Bühne zu hüpfen. In dem Moment, wo ich ihn manipulieren würde – er bekommt das ja mit – wäre das Vertrauensverhältnis dahin, und das eigentliche Problem, das ich behandeln will, kann ich nicht mehr beheben. Wenn jemand aber auf eine Bühne geht und weiß, dass der Hypnotiseur das Publikum unterhalten will, geht er schon mit einer entsprechenden Erwartungshaltung auf die Bühne. Es wird schließlich niemand auf die Bühne gezwungen. Dementsprechend ist der Gast dann auch bereit, Dinge zu tun, die er unter anderen Voraussetzungen nicht tun würde. Das heißt, dass auch diese Hypnose von den Probanden ausgeht. Denn die wollen etwas Ungewöhnliches erleben, eine ungewöhnliche Erfahrung machen.

Was man im Wachzustand nicht machen würde, macht man auch in einem hypnotisierten Zustand nicht. Niemand wird unter Hypnose ein anderer Mensch. Der Patient bleibt Herr seiner Entscheidungen. Er bewertet die Suggestion des Hypnotiseurs. Wenn sie ihm nicht entspricht oder er das Gefühl hat, dass sie ihm schadet, nimmt er sie nicht an. Das ist ganz wichtig. Denn diese Angst haben Patienten. Sie fürchten, dass sie willenlos werden, wenn sie da liegen. Erzähle ich als Patient dann etwa Sachen, die ich sonst nicht erzählen würde? Ich kann als Zahnarzt den Patienten über sexuelle Probleme befragen, und vielleicht würde der Patient mir die Fragen unter Hypnose sogar beantworten. Aber die Vertrauensbasis wäre dahin. Der Patient ist schließlich intelligent, er merkt, dass das mit seiner Zahnbehandlung überhaupt nichts zu tun hat. Es wäre sein erster und letzter Besuch. Für mich wäre diese Vorgehensweise zudem ethisch nicht vertretbar.

Kommt es vor, dass während der Behandlung der Entspannungszustand plötzlich abreißt?

Ein Patient wird nicht gleich von einer Sekunde auf die andere hellwach sein. Er wird mir zu verstehen geben – und das muss ein mit Hypnose arbeitender Zahnarzt auch erkennen – wenn er aus dem Entspannungszustand zurückkehrt. Das kann man an den Gesichtszügen, an der Atemfrequenz, an der Herzfrequenz, an der Haut, zum Beispiel Falten auf der Stirn, sehen. Hypnose hat auch mit Beobachtung zu tun. Der Patient liefert mir ständig Informationen, die ich aufnehmen muss. Deshalb ist Hypnose auch für den Arzt anstrengend. Mehr als zwei Sitzungen am Tag schaffe ich als Zahnarzt nicht. Man muss sich extrem konzentrieren. Ich muss mich auf die zahnärztliche Behandlung konzentrieren, gleichzeitig aber immer auch im Blickwinkel haben, wie es dem Patienten geht. Das ist vielleicht auch eines der Dinge, die Patienten in der technisch orientierten Medizin vermissen. Vielleicht driften sie auch deshalb in andere, pseudomedizinische Bereiche ab, weil ihnen nicht richtig zugehört wird, weil sie nicht richtig beobachtet werden oder nicht die angemessene Aufmerksamkeit erfahren. Ich reiche dem Patienten beispielsweise auch die Hand zur Begrüßung. Es handelt sich dabei nicht nur um einen Akt der Freundlichkeit. Ich muss wissen, ob die Hand feucht ist oder trocken. Man muss die Gesten und Formulierungen, die der Patient anbietet, auch registrieren. Die Art, wie er etwas beschreibt, kann dem Arzt einen Anhaltspunkt für sein Problem geben. Wenn man dann dem Patienten eine Information gibt, die von ihm selbst stammt, die er aber nur unbewusst geliefert hat, merkt er, dass ihm tatsächlich zugehört wird. Das macht viel aus.

Wichtig: Es ist nicht das Ziel einer zahnärztlichen Hypnosebehandlung, dass der Patient für immer und ewig nur unter Hypnose behandelt werden muss. Eigentliches Ziel ist es, das Vertrauen so weit zurückzugewinnen, dass der Patient nach drei, vier Sitzungen in der Lage ist, wieder eine Behandlung ohne Hypnose über sich ergehen zu lassen. Keiner meiner Patienten brauchte mehr als vier, fünf Hypnosesitzungen. Man muss den Patienten so viel Selbstvertrauen und Vertrauen in den Arzt geben, dass sie sich ohne Angst auf den Stuhl setzen.

Homöopathie, der beliebte Zankapfel

Eine der ältesten und beliebtesten alternativen Heilmethoden ist die Homöopathie. Obwohl bis jetzt kein wissenschaftlich gültiger Nachweis ihrer Wirksamkeit erbracht wurde, hat sie viele Anhänger in der ganzen Welt gefunden. US-Amerikaner nutzen sie ebenso wie Brasilianer und Inder, Letztere pflegen sie sogar sehr intensiv. In Indien praktizieren mehrere hunderttausend Homöopathen, es gibt zahlreiche Hospitäler, die sich auf diese Behandlungsweise spezialisiert haben und entsprechend viele Homöopathie-Schulen. Hierzulande ist sie die am weitesten verbreitete unter den alternativen Heilmethoden, gut 80 Prozent der Österreicher kennen sie, und knapp die Hälfte hat sie schon einmal selbst angewandt. Damit ist sie in puncto Verwendung Spitzenreiter unter den alternativen Heilverfahren. In puncto Bekanntheitsgrad wird sie nur von der Akupunktur abgehängt, von der 90 Prozent der österreichischen Bürger schon gehört haben. Das Prinzip, das hinter der Homöopathie steht, lautet „Ähnliches mit Ähnlichem behandeln", „similia similibus curentur", wie es ursprünglich auf Lateinisch hieß: Die gleiche Substanz, die einen gesunden Menschen krank macht, kann den Kranken heilen. Auch in der Bezeichnung „Homöopathie" selbst steckt dieses Prinzip, das griechische Wort „homoios" bedeutet „gleich, ähnlich", das Wort „pathos" bedeutet „Leiden".

Der Begründer der Homöopathie war der Arzt Christian Friedrich Samuel Hahnemann, der 1755 als Sohn eines Porzellanmalers in Meißen geboren wurde und 1843 in Paris starb. Seinem „Organon der rationellen Heilkunde", das er 1810 veröffentlichte, fühlen sich Homöopathen bis heute verpflichtet. Auf das Ähnlichkeitsprinzip stieß er in einem Selbstversuch, als er ausprobieren wollte, auf welche Weise Chinin wirkt. Diese Substanz aus der Chinarinde war zu seiner Zeit schon als Mittel gegen Fieber und Malaria bekannt. Nach der Einnahme des Mittels begann er zu fiebern. Die Chinarinde, die bei Kranken das Fieber senkte, rief bei ihm, dem gesunden Menschen, Fieber hervor. Daraus schloss er, dass es bei anderen Substanzen genauso funktionieren müsse. Bis heute weiß niemand, woher Hahnemanns Fieber kam, manche vermuten, dass es eine allergische Reaktion auf Chinin war. Da das Mittel den Puls beschleunigt, könnte es auch sein, dass Hahnemann den schnellen Pulsschlag mit Fieber verwechselt hat.

In den Symptomen einer Erkrankung, wie Halsschmerzen und verstopfte Nase bei einer Erkältung, sah Hahnemann nicht die Krankheit am Werk, sondern er betrachtete sie als Äußerungen der Selbstheilungskräfte des Körpers. Insofern erschien es ihm logisch, diese zu stärken, indem er das krankmachende Mittel verabreichte. Schließlich lebte er in einer Zeit, in der Viren, Bakterien und das menschliche Immunsystem unbekannt waren. Chronische Krankheiten führte Hahnemann auf das Miasma zurück, ein „übler Dunst", „Verunreinigung" oder „Ur-Übel", ein Konzept, das schon zu Hippokrates' Zeit galt. Um die Krankheit zu heilen, musste man die Miasmen vertreiben. Orthodoxe Homöopathen halten auch heute noch an dieser Vorstellung fest, obwohl sie wissenschaftlich längst überholt ist. Pragmatischere Vertreter der Homöopathie setzen das Miasma mit der genetischen Veranlagung gleich. Damit schlagen sie den Bogen zur Schulmedizin, denn dass chronische Erkrankungen zu einem mehr oder weniger großen Teil erblich bedingt sind, ist unstrittig.

Hahnemanns Weltbild war noch geprägt von der Signaturenlehre, es galt, das innere Wesen eines Mittels zu erkennen und zu nutzen. Auch das von ihm postulierte Ähnlichkeitsprinzip hatten bereits Hippokrates und Paracelsus in manchen Fällen genutzt. Paracelsus soll beispielsweise Pestkranken stark verdünnte Fäkalien verabreicht haben, die Pesterreger enthielten – und dies ohne um deren Existenz zu wissen. Im Grunde nutzte er damit das Prinzip der aktiven Impfung. Dabei wird eine kleine, unschädliche Menge der Erreger gegeben, damit der Körper Abwehrkräfte aufbaut und dann immun ist. Ob diese nachträgliche „Impfung" allerdings den bereits an Pest Erkrankten geholfen hat, ist fraglich.

Samuel Hahnemann verstand sich – aus seiner Zeit heraus und auf der Basis des damaligen Wissensstandes – als „Naturwissenschaftler". Aus diesem Verständnis heraus hatte er den Anspruch, genau zu beobachten und nur die Beobachtung gelten zu lassen. Er wurde zwar angefeindet, weil seine Überlegungen ungewohnt waren und nicht dem Zeitgeist entsprachen, aber er fand auch viele Anhänger. Diese hielten sich für fortschrittlicher als Ärzte, die an den altbewährten Mitteln festhielten. Bereits Goethe ließ sich mit Hahnemanns Mitteln behandeln und äußerte sich hoch zufrieden: „Ich glaube jetzt eifriger denn je an die Lehre des wundersamen Arztes, seitdem ich die Wirkung einer allerkleinsten Gabe so lebhaft gefühlt und immer wieder empfinde."

Möglicherweise beruhte damals so manche Heilung auf dem Unterlassen der alten Behandlungsformen. So konnte Hahnemann etwa während der Cholera-Epidemie von 1831/1832 mit einigen Erfolgen punkten. Er verordnete den Kranken hohe Dosen an Kampferspiritus, zudem einige homöopathische

Arzneimittel. Die hohe Dosierung entsprach nun ganz und gar nicht seiner eigenen Lehre, was Hahnemann selbst aber nicht zu stören schien. Einige seiner Anhänger sahen sich dagegen zu Protesten veranlasst. Die damaligen Schulmediziner unterzogen Cholera-Kranken Aderlässen, dazu verabreichten sie das quecksilberhaltige, starke Abführmittel Kalomel und Opium. Außerdem empfahlen sie ihren Patienten, so wenig wie möglich zu trinken. Das war insofern eine vernünftige Empfehlung, als Cholera-Erreger vorwiegend durch verunreinigtes Trinkwasser in den Städten übertragen wurden. Hahnemann hingegen hielt die Kranken an, reichlich sauberes Quellwasser zu trinken. Dieser Rat dürfte der Genesung noch weitaus förderlicher gewesen sein als Trinkverzicht, denn die Krankheit trocknet den Körper extrem aus. Heutige Erfolge der Homöopathie lassen sich allerdings kaum mit dem Unterlassen herkömmlicher Therapien erklären.

Nicht zuletzt hatte Hahnemann das Glück, sehr einflussreiche Leute zu behandeln, sonst wäre er vielleicht in Vergessenheit geraten. Zu ihm kamen Adlige, wie der Fürst Karl von Schwarzenberg, über den er auch den österreichischen Generalkonsul Adam Müller kennen lernte. Dieser setzte sich, als Hahnemann Ärger mit den Apothekern bekam, für ihn ein und erreichte, dass er das wichtige „Dispensierrecht" erhielt. Das heißt, er durfte Arzneimittel herstellen und ausgeben, was damals schon den Apothekern vorbehalten war. Auch allopathischen Ärzten war es verboten. Somit genoss er ein Privileg, das es ihm erleichterte, seine Arzneien weiterzuentwickeln.

DIE POTENZEN

Der Selbstversuch mit Chinarinde war nicht der einzige, dem sich Hahnemann unterzog, er nahm beispielsweise auch Tollkirsche, was zu Vergiftungserscheinungen führte. Diese Versuche bewogen ihn, die Dosis seiner Arzneimittel so weit zu reduzieren, dass sie keinerlei Nebenwirkungen mehr zeigte: Er erfand die Potenzierung. Dabei produzierte er zunächst die sogenannte Urtinktur eines Arzneimittels. Er setzte den zerkleinerten Rohstoff, das heißt gewöhnlich Pflanzen, aber auch tierische, metallische oder mineralische Substanzen in einer Mischung aus Alkohol und Wasser an. Je nach Ausgangsstoff und gewünschter Tinktur erhitzte er das Gemisch oder er ließ es mehrere Tage mazerieren oder fermentieren. Diese Urtinktur bildete die Basis für seine Arzneimittel und wies immer das gleiche Verhältnis zwischen Trägerflüssigkeit und Wirkstoff auf. Dies ist bis heute gleich geblieben, die

Zusammensetzung der Urtinkturen und die Regeln für ihre Potenzierungen sind im Homöopathischen Arzneibuch festgehalten, an das sich Hersteller homöopathischer Mittel halten müssen.

Diese Basistinktur verdünnte Hahnemann anschließend in mehreren Stufen, die er je nach Einsatzgebiet verwendete. Er nannte diese Verdünnung „Potenzierung". Je höher die Verdünnung, desto höher die Potenz. Seiner Ansicht nach senkte die Behandlung und Potenzierung nicht nur die Nebenwirkungen des Mittels, sondern erhöhte auch die erwünschte. Die Weiterverarbeitung der Urtinktur, wozu neben der Potenzierung auch eine festgelegte Abfolge von Schütteln oder Aufklopfen des Glases zählte, sollte das Wesen des verwendeten Grundstoffes entfalten. Die Homöopathen sprechen von „dynamisieren". Auch die einzelnen Potenzen sind genau festgelegt. Nicht alle hat der Begründer der Homöopathie selbst entwickelt, die C-Potenzen stammen von ihm, die D-Potenzen jedoch von Bruno Vehsemeier, einem Zeitgenossen Hahnemanns. D-Potenzen entsprechen einer Verdünnung von 1:10, C-Potenzen 1:100, LM-Potenzen 1:50.000. Q-Potenzen sind ebenfalls im Verhältnis 1:50.000 verdünnt, sie werden aber anders hergestellt. Hahnemann wandte diese spezielle Potenzierung bei chronisch Kranken an. Die Zahl hinter der Potenz gibt an, wie oft die Potenzierung wiederholt worden ist. Bei Arnika D 5 zum Beispiel handelt sich um eine Verdünnung von 9 Teilen Wasser-Alkohol-Gemisch mit einem Teil Arnika-Urtinktur, die fünfmal potenziert wurde. In jedem der fünf Durchgänge klopft der Apotheker das Glas zehnmal rhythmisch auf die Unterlage, damit der Inhalt kräftig durchgeschüttelt und damit dynamisiert wird. Während die Urtinktur heute weitgehend maschinell produziert wird, erfolgt die Potenzierung zumindest der niedrigeren Potenzen von Hand. In den USA gibt es die Fluxionspotenzen oder FC-Potenzen, für deren Herstellung Maschinen verwendet werden. Wie das Wort „Fluxion" schon andeutet, erzeugt diese Maschine Wirbel in der Arzneiflüssigkeit ähnlich wie eine Wäscheschleuder.

Für Tabletten werden feste Ausgangssubstanzen mit Zucker verrieben und anschließend gepresst. Auch dafür verwenden die Hersteller heute Maschinen, die den Prozess sehr präzise steuern können und so eine einheitliche Zusammensetzung gewährleisten. Bei Streukügelchen, besser bekannt unter der Bezeichnung „Globuli", wird das fertig potenzierte, flüssige Arzneimittel auf Milchzucker gestreut, wobei „streuen" nicht ganz das richtige Wort ist, denn die Zuckerkügelchen werden vielmehr in der Flüssigarznei eingelegt und saugen sich voll.

Die Potenzierung unterscheidet die Homöopathie von der Phytotherapie. Zum einen verwenden phytotherapeutische Pharmazeuten ausschließlich pflanzliche Grundstoffe, keine Metalle und dergleichen. Außerdem entspricht die Dosierung der gängigen Praxis, die man von synthetischen Medikamenten kennt. Wird ein starkes Mittel gewünscht, verarbeitet man viel Pflanzenextrakt, für ein schwaches dementsprechend weniger. Die Wirkstoffe dürfen isoliert werden, die Hersteller müssen die Pflanze oder Pflanzenteile nicht komplett verarbeiten, sie dürfen die natürlichen Substanzen aber nicht synthetisch nachbauen.

Kritiker werfen den Homöopathen vor, dass in hohen Potenzierungen noch nicht einmal mehr die Spur des Grundstoffs steckt. In einer D24-Potenz lasse sich chemisch kein einziges Molekül des Wirkstoffs mehr nachweisen, sie enthalte ungefähr so viel Arznei wie das Mittelmeer, nachdem man eine Kopfschmerztablette hineingeworfen hat. Homöopathen entgegnen, dass sie deshalb auch nicht von Verdünnung sprechen, sondern von Potenzierung. Es komme nicht auf die chemische Zusammensetzung der Arznei an, sondern auf den Verarbeitungsprozess, der die Kraft der Ausgangssubstanz vervielfacht, eben potenziert. In der Regel verwenden homöopathische Ärzte auch eher niedrigere Potenzierungen, in denen der Wirkstoff zwar sehr verdünnt, aber noch nachweisbar ist. Ihre Anwender empfinden diese Mittel gerade aufgrund der hohen Verdünnung als sanft und natürlich. Sie fühlen sich dabei besser, als wenn sie synthetische Medikamente einnehmen, die sie mit „chemischer Keule" oder Gift verbinden und als aggressiv ansehen. Darauf sind herkömmliche Medikamente auch angelegt. Sie sollen möglichst schnell und effizient Erreger abtöten, Schmerz lindern, den Cholesterinspiegel senken und dergleichen, also die Krankheit, zumindest deren Symptome, bekämpfen. Homöopathen sagen dagegen, dass ihre Mittel dies genau nicht tun, sondern vielmehr die Selbstheilungskräfte des Körpers anregen. Der Österreichische Gesellschaft für Homöopathie bezeichnet dies als „Regulationsbehandlung." Gezielte Reize sollten im Organismus eine Reaktion in Gang setzen. Ziel der Behandlung sei es nicht, lediglich die Beschwerden zu lindern, vielmehr sollten die gestörten Funktionen positiv beeinflusst und die Gesamtkonstitution des Patienten gestärkt werden. Die homöopathische Medizin orientiere sich nicht nur am Befund, sondern auch am Befinden des Kranken. Die gestörte Funktion nannte Hahnemann „verstimmte Lebenskraft". Diese galt es, wieder ins Lot zu bringen.

Es gehört zu den Prinzipien der Homöopathen, beim Erstbesuch des Patienten eine ausführliche Anamnese zu erstellen. Sie hören ihren Patienten zu, fragen nach und versuchen, sich ein Gesamtbild ihres Gegenübers zu machen. Kommt beispielsweise eine Patientin mit Magenbeschwerden, fragen sie in der Regel nicht nur nach diesen Symptomen. Je nachdem, welchen Eindruck ihr Patient auf sie macht, fragen sie auch, wie gut sie schläft, wie sie sich ernährt, ob sie Kinder hat, ob sie leicht friert und welchen Beruf sie ausübt. Ein Homöopath, der sich an seine Ideale hält, wird auch die Körpersprache der Patientin genau beobachten. Auf Basis des Gesamteindrucks, den der Arzt sich dann verschafft hat, verschreibt er die entsprechenden Mittel. Es kann passieren, dass fünf unterschiedliche Patienten mit Magenbeschwerden fünf unterschiedliche Arzneien erhalten. So lautet zumindest die Lehre.

PLACEBO-EFFEKT ODER NICHT?

Unter Medizinern und auch Laien ist die Homöopathie heftig umstritten. Schulmediziner werfen beispielsweise das Argument in die Waagschale, dass durch die Potenzierung, so denn eine stattfindet, auch die Nebenwirkungen potenziert werden müssten. Genau diese sollen aber durch die Verdünnung vermieden werden. Sie halten die Wirkung von Globuli und Co. für einen reinen Placebo-Effekt. Bereits im 19. Jahrhundert lehnte ein Großteil der Ärzte die Homöopathie als unwissenschaftlich ab. Sie entspringe mehr dem Glauben als medizinischer Erkenntnis. Dem widersprachen und widersprechen naturgemäß die Homöopathen. Tatsächlich bescheinigt inzwischen eine Reihe von Studien der Homöopathie eine Wirksamkeit, die über dem Placebo-Effekt liegt. Eine der bekanntesten ist die Meta-Analyse eines deutsch-amerikanischen Forscherteams aus dem Jahr 1997. Eine Meta-Analyse vergleicht eine möglichst große Anzahl bestehender Studien. Das Team kam zu dem Fazit: „Die Ergebnisse unserer Meta-Analyse stimmen nicht mit der Hypothese überein, dass die klinische Wirkung der Homöopathie vollständig auf einem Placebo-Effekt beruht." Sie schränkten aber ein, dass sie auch keinen eindeutigen Vorteil der Homöopathie für einen bestimmten Anwendungsbereich fanden. Es müssten weitere Untersuchungen folgen.

Die Schulmediziner verweisen dagegen gerne auf Untersuchungen, die zum gegenteiligen Ergebnis gekommen sind. Sie führen gerne eine Meta-Analyse von Schweizer Forschern aus dem Jahr 2005 ins Feld. Diese hatten 110 Studien zur Homöopathie und 110 Studien zu einem konventionellen Wirkstoff verglichen, die ein ähnliches Anwendungsgebiet zum Gegenstand hatten. Sie verglichen also beispielsweise homöopathische Asthmabehandlung mit allopathischer, mit dem Ergebnis, dass eine homöopathische Therapie nur in kleinen Studien nennenswerte Vorteile gezeigt hatte, in groß angelegten Untersuchungen aber nicht über den Placebo-Effekt hinausging. Ihr Fazit lautete, dass Homöopathika mit Placebos gleichzusetzen seien. Die Homöopathen warfen dieser Analyse jedoch methodische Fehler vor und sprachen von Zensur. Die Forscher hätten gezielt Studien ausgewählt, von denen sie erwarten konnten, dass sie das von ihnen gewünschte Ergebnis liefern. Sie argumentieren auch, dass bei homöopathischen Mitteln immer der Wirkmechanismus in Frage gestellt würde, herkömmliche Mittel aber lediglich den Wirknachweis erbringen müssten. Der sei bei Homöopathika aber auch gesichert.

Gegen einen reinen Placebo-Effekt spricht zumindest die Tatsache, dass Homöopathie, glaubt man den Homöopathen und überzeugten Anwendern, auch bei Kindern wirkt und sogar bei Tieren. Eine ganze Reihe von Tierärzten arbeitet mit Homöopathie, sowohl bei Haus- als auch bei Nutztieren. Die Homöopathen verweisen auch darauf, dass sie ihre Therapie sehr individuell auf den einzelnen Patienten ausrichten. Die Aussagekraft für den „normativen Durchschnittsmenschen", wie es der Deutsche Zentralverein homöopathischer Ärzte formuliert, sei dadurch eingeschränkt. Man könne die Homöopathie nicht mit den Methoden der Allopathie messen, sondern müsse andere Verfahren entwickeln. Sie wenden auch ein, dass in chemischen Untersuchungen hochpotenzierter Arzneien zwar kein Wirkstoff mehr nachweisbar ist, physikalische Untersuchungen aber ein anderes Bild ergeben. Untersuche man die Hochpotenzen beispielsweise mittels Magnetresonanz, lasse sich ein Unterschied zu reinem Lösungsmittel finden. Die Lösung bewahre die zugeführte Energie, auch wenn kein Molekül des Ursprungsstoffes mehr festzustellen ist. Das ähnelt der Vorstellung, dass Wasser ein Gedächtnis habe, wie manche Menschen glauben. Auch Bachblüten sollen nach diesem Prinzip wirken.

Umgekehrte Tests

Das Prinzip, Gleiches mit Gleichem zu behandeln, läuft der herkömmlichen Medizin zuwider. Ebenso verhält es sich mit Tests für homöopathische Arzneimittel. Klassische Medikamente werden im Hinblick auf die Bekämpfung von Krankheitssymptomen oder Krankheitsursachen entwickelt und dementsprechend auch zuerst an kranken beziehungsweise krank gemachten Tieren getestet. Homöopathische Arzneimittel setzen nicht bei den Krankheitssymptomen an, sondern am gesunden Menschen. Dabei erhalten die Testpersonen das zu prüfende Mittel mit dem Auftrag, Veränderungen an sich zu beobachten. Stellt eine Versuchsperson beispielsweise fest, dass sie nach der Anwendung des Mittels schlechter schläft oder der Blutdruck steigt, wird die Arznei bei Schlafstörungen beziehungsweise Hypertonie verwendet.

Klassische Homöopathen verwenden immer nur einen Wirkstoff, so wie Samuel Hahnemann es vorgeschrieben hatte. Es gibt aber auch Homöopathen, die Wirkstoffe zu sogenannten Komplexmitteln mischen. Generell kann man nicht mehr von „der" Homöopathie sprechen. Im Laufe der Zeit haben sich verschiedene Richtungen herausgebildet, wie etwa die naturwissenschaftlich-kritische Homöopathie oder die Bönninghausen-Methode nach Clemens von Bönninghausen, einem Schüler Hahnemanns. Dieser durfte aufgrund seiner Verdienste die Bezeichnung „Arzt" führen, obwohl er Laie war.

ANTHROPOSOPHISCHE MEDIZIN

Eine Sonderform der Homöopathie ist die anthroposophische Medizin. In dieses Konzept fließen die Ideen Rudolf Steiners mit ein, der hundert Jahre nach Hahnemann gelebt und der auch die Waldorf-Pädagogik begründet hat. Steiner glaubte, dass es neben Körper, Geist und Seele noch eine vierte Ebene im Menschen gibt, den Ätherleib. Vereinfacht ausgedrückt, handelt es sich dabei um die Vitalität. Diese Ebene entspricht in etwa dem „Fluidum" Anton Mesmers und seiner Schüler. Der Arzt muss nach dieser Vorstellung alle vier Ebenen betrachten, wenn er den Menschen heilen will. Hinzu kommt der Aspekt, dass eine Krankheit auch eine Chance für den Menschen birgt, weil sie Dinge in ihm anstößt, die ihn letzten Endes in seiner geistigen Entwicklung weiterbringen können. Auch die Signaturenlehre spielt in anthroposophischen Arzneimitteln eine große Rolle. Die Wurzeln einer Pflanze entsprechen dem Kopf und werden deshalb beispielsweise für Erkältungsmittel verwendet. Die Mistel, die als Parasit mit Krebs in Verbindung steht, nutzt die anthroposophische Medizin demzufolge für Krebsmittel. Die Systematik geht aber noch weiter und differenziert zwischen den Wirtsbäumen der Mistel. Bei Krebs der weiblichen Geschlechtsorgane sollen Misteln von Apfelbäumen die beste Wirkung zeigen, bei Prostatakrebs hingegen die auf Eichen gewachsenen. Zudem spielt die Pflückzeit eine Rolle, Wintermisteln hätten andere

Eigenschaften als Sommermisteln. Steiner hat auch die Heil-Eurythmie ent-
wickelt, um den Menschen wieder in seinen natürlichen Rhythmus zu bringen.
Entsprechend berücksichtigen anthroposophische Apotheker bei der
Herstellung ihrer Arzneimittel den Rhythmus noch stärker als Homöopathen. Sie
arbeiten zwar auch mit Potenzierung, aber die Tinkturen werden strikt von
Hand verschüttelt, und zwar in einer möglichst ruhigen, harmonischen
Arbeitsumgebung. Schon allein aus diesem Grund kommen sehr hohe
Potenzierungen nicht vor, weil diese nur mit Maschinen zu erzeugen sind.
Maschinen aber sind tabu. Die Energie, die Aufmerksamkeit und der Rhythmus
des Menschen, der die Arznei schüttelt, soll ebenfalls auf das Heilmittel über-
gehen. Entsprechend der Steiner'schen Lehre stammen die Heilpflanzen alle aus
biologisch-dynamischem Anbau oder zertifizierten Wildsammlungen. Bei
Anbau und Ernte werden teilweise die Mondphasen berücksichtigt. Für die
Herstellung pflanzlicher Arzneimittel werden ganze Pflanzenteile verwendet,
keine Extrakte. Das Denkgebäude mag etwas abgehoben anmuten, aber
anthroposophische Mediziner und Apotheker betonen, dass sie ihre Mittel als
Ergänzung zur Schulmedizin verstehen und weder Röntgenaufnahmen zur
Diagnose noch chemische Medikamente, wo nötig, ablehnen. Einige nach
anthroposophischen Gesichtspunkten zubereitete Mittel sind inzwischen auch
unter vielen Schulmedizinern anerkannt. Mistelpräparate beispielsweise finden,
ebenso wie nicht anthroposophische homöopathische Mittel, in der begleitenden Krebstherapie Verwendung. Auch bei Aids und schweren Schmerzen setzen sie viele Ärzte zusätzlich zur konventionellen Medikation ein. Eine
Sprecherin des Krankenhauses der Barmherzigen Brüder in Salzburg beispielsweise erklärt, die Homöopathika würden die Nebenwirkungen einer Chemo-
oder Strahlenbehandlung mildern. Außerdem könnten sie langfristig das
Immunsystem stärken und das psychische Befinden der Patienten verbessern.
Das Krankenhaus Wien-Hietzing unterhält eine homöopathische Ambulanz, die
von ähnlichen Erfahrungen berichtet.
Im Laufe der vergangenen Jahre hat sich der Widerstand der Schulmediziner
gegenüber Homöopathika insgesamt etwas gelegt. Viele von ihnen betrachten
die Globuli und Tropfen inzwischen als nahezu nebenwirkungsfreie Mittel, um
die Selbstheilungskräfte des Körpers anzuregen. Die Patienten verlangen
umgekehrt verstärkt nach sanften Mitteln, diesem Wunsch können sich die Ärzte
kaum entziehen. In Deutschland verschreiben drei Viertel der Ärzte zumindest
hin und wieder homöopathische Mittel, in Österreich dürfte es ähnlich ausse-

hen. Aufgrund ihrer langen Tradition ist die Homöopathie eine inzwischen relativ erprobte alternative Heilmethode. Ob sie auf einem Placebo-Effekt beruht oder nicht, lässt sich noch nicht mit absoluter Sicherheit sagen. Einige Studien sprechen dafür, andere dagegen. Doch ungeachtet der Frage, ob Homöopathie nun wegen ihrer Mittel wirkt oder wegen eines Placebo-Effekts, ist die Behandlung relativ sicher. Homöopathie darf in Österreich nämlich ausschließlich von Ärztinnen und Ärzten ausgeübt werden, die ein entsprechendes Studium absolviert haben und berechtigt sind, eine Praxis zu führen. Um die Bezeichnung „Homöopath" angeben zu dürfen, benötigen sie ein Diplom der Ärztekammer, das heißt, es gibt klare Vorgaben für die Ausbildung. Wenn homöopathische Mittel nicht die gewünschte Wirkung erzielen, können sie als studierte Mediziner ihre Patienten über konventionelle Alternativen aufklären und sind befugt, entsprechende Medikamente zu verschreiben. Gleichwohl werden Homöopathika von den gesetzlichen Krankenkassen Österreichs nicht erstattet.

DER GEIST DER BLÜTEN

Eine weitere alternative Heilmethode, die im weitesten Sinne aus der Signaturenlehre schöpft, sind Bachblüten. Bei dem Wort „Bachblüten" mag so mancher an Blumen denken, die an einem lauschigen Bachufer wachsen. Das tun sie aber nicht, zumindest heißen sie deswegen nicht so. Die Bezeichnung leitet sich vielmehr vom Namen ihres „Entdeckers", Dr. Edward Bach ab. Der britische Arzt lebte von 1886 bis 1936, im Gegensatz zu Samuel Hahnemann kannte er bereits medizinische Grundsätze, die bis heute gelten. Er arbeitete zunächst an der Universitätsklinik in London, wo er Bakterien und deren Einfluss auf das Immunsystem erforschte und Impfstoffe entwickelte, war also von Kopf bis Fuß ein „Schulmediziner". Nachdem Edward Bach einen bösartigen Milztumor besiegt hatte, begann er, sich mit Homöopathie zu beschäftigen und wechselte zum London Homoeopathic Hospital. Außerdem inspirierte ihn sein Zeitgenosse C. G. Jung, der Begründer der analytischen Psychologie. Dieser war der Meinung, dass alle Menschen, unabhängig von ihrer Kultur und Herkunft, bestimmte Ur-Bilder teilen, Symbole, die grundlegende Ereignisse und Figuren des menschlichen Lebens verkörpern. Dazu gehört die Ur-Mutter, die Geburt, das männliche und das weibliche Prinzip, das er Animus und Anima nannte, und das Eintauchen in den Todesfluss. Von ihm stammt auch das Konzept des kollektiven Unterbewusstseins, das diese Symbole quasi aufbewahrt. Jeder Mensch versteht diese Symbole, und sie verbinden das Individuum mit dem Kollektiv. Sie nehmen in Märchen, Mythen, Sagen und Träumen Gestalt an.

Bach war davon überzeugt, dass in körperlichen Krankheiten eine Störung des inneren Gleichgewichtes zum Ausdruck kommt. Krankheit betrachtete er als Werkzeug, dessen sich die Seele bedient, um den Menschen auf Fehler hinzuweisen. Zu Disharmonien könne es kommen, wenn ein Mensch entgegen seiner eigentlichen Bestimmung lebt, beispielsweise dem falschen Beruf nachgeht oder sich mit den falschen Menschen umgibt, schrieb er. Er widmete sich verstärkt der Jung'schen Archetypenlehre und der Entsprechung dieser universellen Symbole in der Außenwelt. Er griff also eine damals sehr moderne Idee auf und verknüpfte sie mit der alten Signaturenlehre. Allerdings hielt er sich nicht an die relativ oberflächlichen Entsprechungen der Antike und des frühen Mittelalters. Vielmehr suchte er nach inneren Harmonien zwischen den Dingen und dem Menschen, ähnlich wie es Paracelsus getan hatte, indem er das „Wesen" oder die „Schwingungen" eines Stoffes zu erkennen versuchte. Bach wandte sich schließlich komplett von der Schulmedizin ab und setzte auf die Heilkräfte der Pflanzen. Um deren Wirkstoffe ging es ihm aber im Gegensatz zu Phytotherapeuten und Homöopathen nicht. Vielmehr suchte er nach der energetischen Schwingung von Pflanzen. Diese könnte, so sein Konzept, die innere Balance des Menschen wiederherstellen und seine Selbstheilungskräfte unterstützen. Heißt es in der Homöopathie „Gleiches mit Gleichem heilen", so geht es bei Bachblüten darum, energetische Entsprechungen zwischen Mensch und Pflanze zu finden. Bachblütentherapeuten sprechen vom „Resonanzprinzip". Danach ist ein Mensch – oder Tier – für diejenigen Schwingungen empfänglich, die ihm in seiner momentanen Situation gut tun.

Mechthild Scheffer, Gründerin des deutschsprachigen Instituts für Bachblütentherapie erklärt: „Es gibt Grundkonzepte, mit denen man sich selbst beschränkt, beispielsweise unterschwellige Schuldgefühle, die sich durch das ganze Leben ziehen. Solche Verhaltensmuster können durch eine Bachblütentherapie aufgebrochen werden." Die Therapie gebe Anstöße zum Umdenken und zu Fragen an sich selbst: Warum bin ich so ängstlich? Warum bin ich immer unruhig? Warum tue ich mir schwer, Entscheidungen zu treffen? Dementsprechend würden Bachblüten auch die Behandlung chronischer Erkrankungen unterstützen. Ganz wichtig sei das therapeutische Gespräch, betont sie. Es zeige zum einen dem Therapeuten, wo seinem Klienten „der

Schuh drückt", zum anderen stoße es bei dem Betreffenden selbst den erwünschten Selbsterkennungsprozess an. Die Zuwendung des Therapeuten unterstützt sicherlich die Genesung, auch wenn die Bachblüten selbst vielleicht nur einen Placebo-Effekt auslösen. „Ein Therapeut, der sich nicht die Zeit für ein ausführliches Gespräch nimmt, arbeitet unseriös", sagt Mechthild Scheffer. Sie hat einen Fragebogen entwickelt, um die individuell passenden Blüten zu bestimmen. Andere Therapeuten lassen ihre Klienten die Fläschchen intuitiv auswählen oder setzen auf eher esoterische Methoden wie Pendel und Kinesiologie. Die Beschäftigung mit dem System der Bachblüten und ihre mehrmalige Einnahme pro Tag könnten dazu beitragen, dass sich die Patienten intensiver mit ihrem Befinden auseinandersetzen. Was wiederum unbewusste Konflikte, Ängste oder Traumata ins Bewusstsein bringen kann, so dass es möglich wird, daran zu arbeiten und die inneren Knoten zu lösen.

HAT WASSER EIN GEDÄCHTNIS?

Der naturverbundene Edward Bach soll rein intuitiv bei seinen Spaziergängen die entsprechenden Pflanzenschwingungen gespürt haben. Wissenschaftliche Erkenntnisse spielten bei seiner Auswahl keine Rolle. Da er seine Behandlung auf seelischer Ebene ansetzte, suchte er gar nicht nach messbaren Wirknachweisen. Seine Lösungen sind extrem stark verdünnt, ähnlich wie homöopathische Mittel, aber das Prinzip der Potenzierung fehlt. Die Wirkung der Tropfen soll ausschließlich auf der energetischen Qualität der Pflanze beruhen, die das Wasser speichert, ähnlich der anderen Konzepten zugrunde liegenden Annahme, dass Wasser ein Gedächtnis habe. Diese Annahme konnte bisher aber nicht belegt werden. Der Schweizer Chemiker Louis Rey hatte vor einigen Jahren in einem Experiment mit Eis zwar festgestellt, dass dies möglich ist, aber sein Versuch war nicht blind. Er wusste, welchen Eiswürfel er vorher behandelt hatte und welchen nicht. Zudem hielt das besondere Verhalten des Wassers nur einen Augenblick an. Rey hatte Eis mit Salz angereichert, das Salz entfernt und dann das Eis mit einem Thermoluminiszenz-Gerät gemessen. Dabei wird das Licht gemessen, das ein bestimmter Stoff abstrahlt. Dieses unterschied sich, je nachdem, ob dem Eis zuvor Salz untergemischt war oder nicht. Anschließend wiederholte er den Versuch mit einer zu einer homöopathischen Dosis verdünnten Salzlösung. Die Lichtunterschiede blieben gleich. Das Wasser bildet für einen Sekundenbruchteil sogenannte Cluster, Molekül-Klumpen, die dann wieder zerfallen und mit anderen Molekülen neue Klumpen bilden. In diesen Klumpen soll – so die Vorstellung – das Wasser bestimmte zuvor zugeführte Informationen speichern. Wenn das stimmt, würde aber mit dem Zerfall des Clusters die Information verloren gehen. Eine hieb- und stichfeste Erklärung liefert die Chemie nicht. Es bleibt Therapeuten und Patienten zurzeit nichts anderes übrig, als sich auf ihre Erfahrung zu verlassen. Die einen stellen fest, dass Bachblüten ihnen helfen, die anderen rühren sie nicht an, weil sie die Essenzen für Humbug halten und deren Wirkung für reine Einbildung. Denjenigen, denen sie Linderung verschaffen, ist es gleichgültig, wie das geschehen kann. Die anderen probieren sie eben erst gar nicht und würden vielleicht auch keine Wirkung verspüren, weil sie Wirkungslosigkeit erwarten.

Mit Sonne und Wärme

Für die Herstellung von Bachblütenessenzen werden keine bestimmten Substanzen herausgefiltert, sondern die ganze Blüte wird verwendet. Zubereitet werden Bachblütenessenzen nach zwei Methoden: der Sonnenmethode und der Kochmethode. Gepflückt werden die Blüten immer bei sonnigem Wetter und am frühen Vormittag. Bei der Sonnenmethode kommen die Blüten in eine Schüssel mit Quellwasser und bleiben ein paar Stunden in der Sonne stehen. Dadurch sollen die Schwingungen der Blüten ins Wasser übergehen. Reicht die Sonne nicht oder handelt es sich um härtere Pflanzenteile, werden sie eine halbe Stunde lang gekocht. Zum Konservieren gibt man dem Wasser dann die gleiche Menge Branntwein oder Cognac zu und erhält so die Mutter- oder Ur-Essenz. Diese ist nicht im Handel erhältlich. Bach verdünnte diese anschließend im Verhältnis 1:240 und füllte die Lösung in sogenannte Stockbottles ab, die zum Verkauf bestimmt sind. Vor der Anwendung wird die Essenz aus der Stockbottle nochmals verdünnt, in einen 10-ml-Flakon kommen zwei Tropfen Blütenessenz. Man nimmt etwa viermal am Tag vier Tropfen aus dem Flakon. Bach unterschied in sieben Hauptstörungen: Angst, Depression, Interesselosigkeit, Einsamkeit, übertriebene Fürsorge für andere, Überempfindlichkeit und Unsicherheit. Diesen ordnete er 38 Entsprechungen zu, und zwar 37 Blüten plus Quellwasser. So soll beispielsweise Espe Angstzustände lindern, indem sie Intuition und offene Wahrnehmung stärkt; Rosskastanienknospen Beobachtungsgabe und Lernfähigkeit schärfen und so helfen, nicht immer wieder die gleichen Fehler zu wiederholen. Stechpalme soll übersteigertes Misstrauen und Neid ausgleichen und Ackersenf die Stimmung aufhellen. Original-Bachblüten stammen heute noch weitgehend von den Standorten, an denen Bach selbst sie gepflückt hat.

Auch wenn viele Menschen auf Bachblüten gut ansprechen: Sie ersetzen keine Psychotherapie oder medizinische Behandlung. Als ergänzende Maßnahme oder auch zur Selbstbehandlung bei Befindlichkeitsstörungen können sie jedoch sinnvoll sein, zumal keine Nebenwirkungen zu befürchten sind.

SCHEIN UND SEIN ZUSAMMENFÜGEN

Die Liste der alternativen Heilmethoden ließe sich noch lange fortsetzen, eine befriedigende Erklärung, warum solche vermeintlich unwirksamen Methoden helfen, würde dies aber auch nicht liefern. Die beschriebenen Beispiele sollen exemplarisch darstellen, auf welch unterschiedliche Arten der Geist sich in die Medizin einmischt – und dass er es stärker tut, als so mancher meint. Bei alternativen Methoden spielt er vermutlich eine größere Rolle als bei schulmedizinischen, aber auch bei Letzterer macht er sich deutlich bemerkbar. Gemeinsam ist allen alternativen Methoden, dass sie in vielen Fällen helfen, obwohl sie schulmedizinisch gesehen gar nicht helfen können, ebenso wie Scheinpillen eigentlich nichts bewirken können, es aber nachweislich doch tun. Doch selbst wenn diese Alternativmittel „nur" einen Placebo-Effekt auslösen, ist das bereits mehr als nichts und unter Umständen ausreichend. Eine Erklärung für ihre Wirkung könnte sein, dass Vertreter alternativer Therapierichtungen sich in der Regel ihren Patienten stärker zuwenden und ihnen mehr Zeit widmen als eingefleischte Schulmediziner, so dass der Placebo-Effekt – sofern es denn einer ist – überdurchschnittlich hoch sein dürfte. Dazu kommt der Glaube seitens des Patienten in eine bestimmte Methode. Menschen, die sich alternativen Methoden zuwenden, haben sich meistens schon damit auseinandergesetzt und sich für diejenige entschieden, mit der sie sich am wohlsten fühlen und die ihrer Weltanschauung entspricht. Im Gegensatz zu „Lieschen Normalpatientin" schlucken sie nicht irgendetwas, weil der Arzt es verordnet hat, sondern hinterfragen die Behandlung. Der Glaube an ein bestimmtes Konzept dürfte in den meisten Fällen deutlich ausgeprägter sein als der Glaube an die Schulmedizin. An eine Kopfschmerztablette glaubt niemand, sie schaltet im Körper, bildlich gesprochen, einfach einen Knopf aus. Menschen, die ihre Kopfschmerzen ohne Tablette kurieren möchten, werden tendenziell eher an ihrer Heilung mitwirken, das heißt, ihre Selbstheilungskräfte sehr viel stärker aktivieren. Das Mittel nimmt unter Umständen im wahrsten Sinne des Wortes nur eine Mittlerfunktion ein. Wer von Bachblüten überzeugt ist, wird sich von ihnen eher Linderung versprechen als von Reiki oder Auflegen von Kristallen.

Dementsprechend höher ist auch der Erfolg der entsprechenden Behandlung. Hat sich die Erwartung ein paar Mal bestätigt, tritt zusätzlich eine Konditionierung ein. Die Patienten lernen, dass ihre bevorzugten Mittel ihnen helfen.

Umgekehrt kann es passieren, dass bei Menschen, die der Schulmedizin eher ablehnend gegenüberstehen, herkömmliche Medikamente oder medizinische Maßnahmen schlechter anschlagen als üblich. Man kann davon ausgehen, dass diese Menschen sich innerlich gegen die Behandlung wehren, sodass anstatt eine die Wirkung verstärkende Erwartungshaltung das Gegenteil auftritt, nämlich keine oder eine abgeschwächte Wirkung. Dazu kommt, dass sie aufgrund ihrer negativen Erwartung Nebenwirkungen stärker wahrnehmen als die erwünschte Wirkung, sodass ein überdurchschnittlich hoher Nocebo-Effekt einsetzt. Dieser bestärkt den Patienten sowohl in seiner Ablehnung gegenüber konventionellen Mitteln als auch umgekehrt in der Wahl einer Alternativmethode.

Letztlich gibt es keine endgültige Erklärung dafür, warum nach rationalen Kriterien unwirksame Mittel helfen. Möglicherweise eignen sich einfach die üblichen Nachweismethoden nicht dazu, ihren Wirkmechanismus begreiflich zu machen. Möglicherweise spielt sich die Wirkung alternativer Mittel ausschließlich im Geist ab, sprich, sie sind reine Placebos.

Fest steht, dass der Mensch nun einmal kein durch und durch rationales Wesen ist und sein Verhalten sich manchmal rationalen Erklärungen entzieht. Auch im modernen, aufgeklärten Menschen ist das magische Denken noch verankert. Im Mittelalter war der Symbolgehalt einer Arznei wichtiger als ihre Inhaltsstoffe. Diese waren zum großen Teil sogar unbekannt. Heute kennen wir die Inhaltsstoffe ganz genau, vernachlässigen aber den Symbolgehalt. Dieser Symbolgehalt spielt aber immer noch bei der Behandlung mit und liefert eine der Erklärungen dafür, warum sowohl Scheinpillen als auch alternative Mittel wider alle Vernunft wirken. Krankheiten ausschließlich mit Placebo oder Außenseitermethoden heilen zu wollen, wäre verantwortungslos und in vielen Fällen schädlich. Sie können aber als Element eines Gesamtkonzeptes in der Therapie durchaus nützlich sein. Die Schulmedizin wird von dem Bestreben getrieben, unkontrollierbare Faktoren auszuschalten. Zu diesen zählt auch der Placebo-Effekt. Die Behandlung einer bestimmten Krankheit soll möglichst systematisiert, präzise und auf alle Patienten übertragbar sein, nicht steuerbare, „weiche" Faktoren stören dabei. Zu wünschen wäre aber, dass diese psychosozialen und kognitiven Aspekte stärker in die Betrachtung einfließen. Die

Wirksamkeit einer Behandlung oder eines Medikamentes ließe sich zudem dadurch verbessern, dass der Arzt seinen Patienten mehr Zeit widmet, auf sie zugeht, sich ihre Geschichte anhört und ihnen erklärt, was genau das verschriebene Arzneimittel oder eine Maßnahme im Körper bewerkstelligt. Auf diese Weise würde sich nicht nur der Graben zwischen Schul- und Außenseitermedizin schließen, sondern die Kraft des Geistes könnte sich besser entfalten.

Quellen

American Heart Journal, Vol. 151, Issue 4, 934–942, 6. 4. 2006

Apotheken-Umschau, 24. 8. 2007

Archiv ORF zur Homöopathie:
   http://science.orf.at/science/search?keyword=hom%F6&tmp=6048

Ärzte-Woche, Wien, 46/2005

Auf dem Hövel, Jörg: Heilung durch Anwesenheit, in: Telepolis, 1. 7. 2008,
   www.heise.de

Bachblüten-Institut Wien, www.bach-bluetentherapie.com

Bartens, Werner: Die Kraft des schönen Scheins, in: Süddeutsche Zeitung,
   25. 5. 2008

Brody, Howard, Brody, Daralyn: Der Placebo-Effekt, Deutscher Taschenbuchverlag,
   München, 2002

De Abajo, Francisco; Gracia, Diego: Éthique et Placebo, in: Pour la Science,
   241, 1997

Dellmour, Friedrich: Hömöopathie. Die Diskussion geht weiter, in: Deutsche Zeitschrift
   für klinische Forschung, Heft 12, 2006

Deutsche Gesellschaft für Hypnose, http://dgh-hypnose.de

Deutsche Gesellschaft für zahnärztliche Hypnose, www.dgzh.de

Deutscher Zentralverein homöopathischer Ärzte, www.dzvhae.com

Deutsches Ärzteblatt, Vergleichende Studie: Schein-Akupunktur wirkt besser als
   Placebo-Pille, 1. 2. 2006, und: IVF: Frauen nach Schein-Akupunktur häufiger
   schwanger, 17. 11. 2008

Deutsches Netzwerk für Homöopathie, www.homoeopathie-heute.de

Fasel, Andreas: Wo die frommen Sprüche helfen, in: Welt online, 26. 5. 2007,
   www.welt.de/nrw/article898768/Wo_die_frommen_sprueche_helfen.html

Forschergruppe Klostermedizin des Instituts für Geschichte der Medizin der Universität
   Würzburg, www.klostermedizin.de

Geo Wissen Nr. 3/2002: Erkenntnis – Weisheit – Spiritualität

Georg Schönbächler: Placebo, in: Praxis, Schweiz. Med. Forum 2007:7:205–210

Gesellschaft anthroposophischer Apotheker in Deutschland, www.gapid.de

Groddeck, George: Le livre du ça, Édition Gallimard, Paris, 1973

Grom, Bernhard: Macht der Glaube gesund? Presseunterlagen zum
   29. Dt. evangelischen Kirchentag 2001

Groth, Peter, auf: www.in-output.de/AKE/akemesm.html

Halsband, Ulrike: Eigene Ressourcen optimal nutzen. Können wir unsere Leistungen
   durch Hypnose verbessern?, in: Skeptiker, 14, 4/2001

Heilung durch Beten? ORF, http://oe.1.orf.at/108604.html

Hrobjartsson, Asbjorn; Gotzsche, Peter C.: Is the Placebo Powerless? An Analysis of Clinical Trials Comparing Placebo with No Treatment, in: New Engl Journal of Med, Vol. 344:1594–1602

Jankrift, Kay Peter: Mit Gott und schwarzer Magie – Medizin im Mittelalter, Wissenschaftliche Buchgesellschaft, Darmstadt, 2005

Jütte, Robert: Geschichte der Alternativen Medizin. Von der Volksmedizin zu den unkonventionellen Therapien von heute, C. H. Beck, München, 1996

Jung, Carl Gustav: Der Mensch und seine Symbole, 12. Auflage der Sonderausgabe, Walter Verlag, Olten, 1991

Kiene, Helmut: Komplementäre Methodenlehre der klinischen Forschung, Springer, Berlin, Heidelberg, New York, 2001

Krucoff, Mitchell W. et al.: Music, imagery, touch, and prayer as adjuncts to interventional cardiac care: the Monitoring and Actualisation of Noetic Trainings (MANTRA) II randomised study, in: The Lancet, Vol. 366, 16. 7. 2005

Krünitz, Johann Georg: Oeconomische Encyclopaedie, 1773–1858, www.kruenitz1.uni-trier.de

Lachaux B et Lemoine P: Placebo, un médicament qui cherche la vérité, Medsi/McGraw-Hill, Paris 1988

Lehnen-Beyel, Ilka: Warum der Placebo-Effekt auch weh tun kann, auf: www.wissenschaft.de, 23. 11. 2007

Leuchter, Andrew F. et al: Changes in Brain Function of Depressed Subjects During Treatment With Placebo, in: Am J Psychiatry 159:122–129, January 2002

Linde, Klaus, et al.: Are the clinical effects of homoeopathy placebo effects?, in: The Lancet 1997; Vol. 350, 9081

Löffler, Stefan, in: Der Standard, 24. 12. 2007

Lüdke, Hans-Werner: Homöopathie: Ein fruchtbarer, kein furchtbarer Irrtum, in: Deutsches Ärzteblatt 2003; 100: A 107–109 (Heft3)

Ludyga, Sabine: Geschichte der Naturheilkunde in Bayern im 19. Jahrhundert, Dissertation der Technischen Universität München, 2004

McRae, Cynthia et al: Effects of Perceived Treatment on Quality of Life and Medical Outcomes in a Double-blind Placebo Surgery Trial, in: Arch Gen Psychiatry 2004;61:412–420

Merkur-Versicherung, Gesundheitsmonitor 2006, „Bekanntheit und Nutzung von Naturheilmitteln im Trend", www.auer.at/merkur/grafiken/0029_gr.jpg

Milton-Erickson-Gesellschaft, www.meg-hypnose.de

Moermann, Daniel E.: Meaning, Medicine an the „Placebo Effekt", University of Michigan, 2002

Montaigne, Michel de, „Essais", Band 1, Kapitel XXI, Le livre de poche, Librairie générale française; Paris 1972

New Scientist, „First placebo gene discovered", 3. 12. 2008, DOI: 10.153/ JNEUROSCI.2534-08.2008

Olness, Karen, et al.: Self-Regulation of Salivary Immunoglobulin A by Children, in: Pediatrics, Vol. 83, Nr. 1, 1989

Österreichische Gesellschaft für Homöopathische Medizin (ÖGHM),
    www.homoeopathie.at
Österreichische Gesellschaft für Parapsychologie und Grenzbereiche der
    Wissenschaften, http://parapsychologie.ac.at/
Placebo-Chirurgie, http://science.orf.at/science/news/110718
Pressemitteilung Apotheke adhoc, 1. 12. 2008
Pressemitteilung Bayer Vital, 17. 7. 2007
Pressemitteilung der Deutschen Gesellschaft zum Studium des Schmerzes,
    25. 10. 2007
Pressemitteilung der Technischen Universität München, 22. 1. 2009
Pressemitteilung der Universität Tübingen, 1. 8.2008
Pressemitteilung des St.-Sixtus-Hospitals Haltern vom 28. 8. 2006
Pressemitteilung Karl und Veronika Carstens-Stiftung, 27. 4. 2009
Psychologie heute compact, Glaubenssachen, Heft 19, 2008
Rohde, Jürgen: Hungern und Diät nach dem Vinzenz Prießnitz'schen Familien-
    Wasserbuch von 1847, in: Forschende Komplementärmedizin 2007;
    17:33–38, DOI: 10.1159/000097805
Rudolph, Hagen: Richten Gebete bei kranken Menschen Schaden an?,
    in: Ärzte-Zeitung, 7. 6. 2006
Sauer, Bettina: Die Heilkraft des Nichts, in: Pharmazeutische Zeitung, 46/2007
Schacht, Mascha: Placebos für Abenteurer, www.wissenschaft.de, 16.04.2009
Schürer-Maly, Cornelia: Placebo-Effekt, in: Schweizerischer Beobachter 8/00
Shang, A, et al.: Are the clinical effects of homoeopathy placebo effects ?,
    in: The Lancet 2005; 366:726
Spiegel online, 23. 4. 2006,
    www.spiegel.de/wissenschaft/mensch/0,1518,411933,00.html
Stille, Günther: Kräuter, Geister, Rezepturen. Eine Kulturgeschichte der Arznei.
    Wissenschaftliche Buchgesellschaft, Darmstadt, 2004
Stovner I.J. et al: Nocebo as headache trigger: evidence from a sham-controlled pro-
    vocation study with RF fields, in: Acta Neurol Scand. Suppl. 2008; 188:67–71
Stovner, Lars J. et al: Nocebo as headache trigger: evidence from a sham-controlled
    provocation study with RF fields, in: Acta Neurol Scand Suppl. 2008,
    188:67–71
Tillemans, Axel: Homöopathische Wirkung: Hat Wasser ein Gedächtnis?,
    auf: http://www.wissenschaft.de/wissenschaft/news/214823
www.heilpflanzen-welt.de
www.medizin-aspekte.de
www.onmeda.de
www.wikipedia.de
Zimmer, Dieter, E.: das Placebo und sein Effekt, in: Die Zeit/Wissen, 42/1998